福建民国时期中医学校教材丛刊

——华南中西医专门学校卷

总 主 编　李灿东　苏友新
执行主编　陈　莘　王尊旺　陈建群

全国百佳图书出版单位
中国中医药出版社
·北　京·

本册目录

人体解剖学

《人体解剖学》引言

《人体解剖学》为华南中西医专门学校教材之一，张孝康撰述。现存原稿第一卷中的“绪论”及第一篇“骨学”部分内容，共84页。绪论中提出“《人体解剖学》者，研究人体构造之科学也，别之为三。一曰解剖学总论（又名组织学），乃以显微镜研究人体诸部器官极微细之构造者也；二曰胎生学，乃研究最初从两性种子细胞以迄成人之一般现象者也；三曰解剖学各论（又名系统解剖学、生理解剖学、记载解剖学），乃研究人体诸部诸器官之色泽形状大小位置关系者也。”同时提出解剖学各论随其系统可分为骨学、韧带学、筋学、内脏学、感觉器学、脉管学、神经学七篇。

人体解剖學 第一卷

張孝康撰述

緒論

人体解剖学 Dit Anatomie des Menschen 者研究人体構造之科学也别之为三一曰解学総論 Allgemeine Anatomie 又名組織学 Histologie 乃以顕微鏡研究人体諸部器官極微细之構造者也二曰胎生学 Entwickelungsgeschich tod ontogonie 乃研究最初従両性種子細胞以迄成人之一般現象者也三曰解剖学各論 Speeielle Anatomie 乃研究人体諸部諸器官之色澤形狀大小位置関係者也以人身体諸物系统而講述故又名曰系统解剖学 Systematisch Anatomie 因与病理解剖学有對待的區别故又名之曰生理解剖学 Physiologische Anatomie 亦曰記載解剖学 Deskriptive Anatomie 解剖学為諸科学之基礎可從而補足其講究同時且得他科学之補助充

足本題之意義，或缺之則事理全不能究明矣。

而人体解剖学有直接関係者如次：

1、比較解剖学 Vergleichende Anatomie 研究諸動物身体各部器官之構造，而比較其差異者也。

2、生理学 Physiologie 研究人体各部之生活現象，而定其何者属於机械的及化学的作用者也。

3、病理解剖学 Pathologische Anatomie 研究人体之病的変化及畸形之現状及其由来者也。

4、局所解剖学 Topographische Anatomie 研究人体各局部所有物質之位置、大小與其関係者也。（昔者曰外科解剖学 chirurgische Anatomie，然不但應用於外科学，且又為局所治療医学之基礎，故名之曰局所解剖学）

是編所講述者即解剖学各論隨其系統分為七編並附其組織及發生学之大意

1.骨学 Osteologie

2.韌帶学 Syndesmologie（関節学 Arthrologie）

3.筋学 Myologie

4.內臟学 Splanchnologie

5.感覺器学 Aesthesiologie

6.脈管学 Angiologie

7.神経学 Neurologie

骨韌帶筋三者為身体運動諸官故又曰運動器 其置人体具頭頸胸腹等部為構成体中最主要者 大凡脊椎動物不可不具備者即所謂軀幹 Truncus 是也 外則上下四肢 此外兩棲類（除無足類）爬虫類（除蛇類）鳥類四足動物等雖亦具之

然魚類之發育則不完全，蛇類之下肢僅留痕跡而已，至於無足類並此而亦無之也。故四肢實非生存上主要之部分，其存否並形態之如何，關係於生活之狀態而已。脊椎動物 Vertebraten 軀幹之形狀不定，但試從其正中斷或水平斷面而觀之，有見其別為前後二腔，在前者曰植物性管或內臟管 Vegetatives oder Viscerales Rohr，在後者曰動物性管或神經管 Animales oder neurales Rohr。

第一篇　骨學　Osteol

骨在動物性管植物性管之四圍及四肢之中軸，以韌帶而互相連絡，賴筋肉而營運動。其質堅硬而有彈力，其新鮮者色白，又因所含血液脂肪等之多寡，或黃或赤。其構造因所謂之組織而成，其外被以骨膜，內藏骨髓，與他骨連絡之部份有軟骨韌帶或結締組織性被覆物。全體諸骨互相連絡之總稱曰骨骼。

骨膜 Periosteum　骨膜者為富於血管神經之纖維膜，而主宰骨之營養新生與再生者也。

骨髓 Medulla Ossium 在長骨幹為黃色（黃骨髓 Medulla Ossium flava）在長骨端及肋骨体為赤色（赤骨髓 Medulla Ossium rubra）其構造以血管神经结缔織及细胞而组成，黃骨髓因含有多量之脂肪故色黃，赤色髓含有少量之脂肪多量之血球故色赤，胎兒時代一般皆為赤色髓，至年龄渐長則赤色髓渐少而黃色髓渐增加（老人及病者之長骨往々見有淡赤色之膠樣髓，是因黃骨髓之脂肪消耗減少之故）骨膜骨髓及骨之軟部均有腐敗性及燃性。

骨之形狀雖有種々大別為三：長骨、短骨、扁骨是也，其他諸形混合者曰混合骨。短骨 Ossa brevis 者如手根骨足根骨脊椎骨等是也，扁骨 Ossa Lonaa 者如胸骨等是也，長骨中心缺乏骨質故又稱之曰管狀骨，其中心腔曰髓腔 Cavum undul-lora，長骨之中央部曰骨体 Diaphyse，兩端曰骨端 Epiphyse，骨端骨体最初

分離後因發育始漸癒合在一二骨質中有含空氣小胞者曰含氣骨 Ossa Pneumatica

骨之表面有種種形狀突出粗糙隆起者曰突起 Processus 大而基底廣者曰結節 Tubra 小者曰小結節 Tuberculum 尖銳者曰棘 Spinae 長者曰線 Lineae 線之粗而高者曰櫛 Cristae 骨與他骨為關節之圓形骨端而被軟骨者曰頭 Caput 頭之橢圓者曰髁 Condylus 所謂上髁者 Epicondylus 乃在上膊骨大腿骨之下端關節面之上方附有筋靱帶之鈍隆起也

凹陷之形狀亦有種種頭下之稍細部曰頸 Collum 淺凹者曰窩 Fossa 較小者曰小窩 Fossula 窩之深者曰竇 Sinus 窩之深入骨質以小骨板互相隔離成許多小腔之集狀者曰蜂窩 Cellae 骨頭凹陷之窩曰關節窩 Cavum Articulare 凹陷之長者曰溝 Sulcus 延長而成裂孔者曰裂 Fissura 孔之

深者曰管Canalis管之短者曰孔Foramen

骨之構造骨由其截断面檢查時内部呈海綿狀曰海綿質Substantia Ossium Spongiosa外部呈緻密狀曰緻密質Substantia Ossium Compacta此二質之関係由骨之種類而不同緻密質在長骨幹者厚兩端者薄在扁平骨以一層之海綿質層而分隔内外之緻密質（扁骨之緻密質外厚内薄）在短骨甚薄亦如長骨端海綿質則充実短骨之内部並扁骨之板間長骨之骨端全以海綿質充実但骨幹祇作薄層在緻密質之内面而圍繞骨髓腔緻密質肉眼的檢查白色無構造但以ルーペ檢其断面則見其有從横小管名之曰ハーバル氏管Havers-chen Kanale是為營養血管之通路其外端開口於骨面者曰ハルクマン氏小管Volkmanschen Kanale其内方交通於海綿質在大骨之表面現脈管孔通过脈管於内部者名之曰營養孔Foramen nutricium海綿質以小梁板或小骨桿互相

配列呈種々位置作大小不同之小腔以藏骨髓曰髓胞 Cel[illegible]ae Mednelares-由此小骨片而構成之骨梁有抵抗強壓迫及牽引之能力在乾燥骨質無机質約$\frac{2}{3}$有机質約$\frac{1}{3}$蓋浸骨質於酸類液中則無机質溶解而所謂有机質者殘留遂失骨之堅固性反之燃燒骨質則有机質喪失而所謂無机質者殘留遂失骨之撓屈性及彈力性所謂無机質者為燐酸カルキ炭酸カルキ燐酸マグネシヤ、クローナルカルシウム、クローナルナトリウム硅酸鹽類等是也。

骨發生之長育骨之大多數從軟骨發生少數從結締織發生其發生之狀況先自一部漸次及全部而成完全之骨此变化名之曰化骨從軟骨而化生之骨曰原始骨 Primare knochen（軀幹四肢頭蓋底諸骨是也）從結締織而發生之骨曰第二位骨 Secundare knochen（頭蓋頂頭蓋側部顏面諸骨是也）骨之始發生部曰化骨點 Puncta ossificatiants 又名骨核骨核在單純小骨祇有一箇在長骨具

有三個（骨体一個，骨端各一個），在扁骨有具一個者，有數個者，如後頭骨即具四個，顱頂骨只具一個。人体全身化骨核，非同時發生，有胎生五六週即發生者，有產生後始漸次發生者，又一骨中之化骨核，亦有遲早不同，早發生者曰第一化骨核，遲發生者曰第二化骨核，骨質從化骨核，漸次擴張於周圍，遂將軟骨骨格，变为真骨骨格，但在關節部，終生不呈其化骨之作用，凡骨之長徑發育，為軟骨性，厚徑發育為骨膜性，長骨幹与兩端，在發育未充足時，以軟骨質而分界，至此分界消滅時，其發育始完全（二十年），但頭蓋骨間即縫合之结締織營幅員之發育，其部消滅，各骨即癒合，而發育亦終局矣。

骨之數，全身共二百十八個，然此外尚有六個之听骨，有時亦有數個之異常增加腕骨及跗骨与種子骨等。

骨學各論

全体諸骨，大别為軀幹骨与四肢骨

軀幹骨

軀幹以三十三至三十四個之脊椎骨，十二對之肋骨，三個之胸骨，二十二個之頭蓋骨，鎖骨在外，一個之舌骨合成。

甲 脊椎骨 Vertebrae Wirbel

脊柱從數十個椎骨合成，在軀幹後壁為基柱，以附諸骨，椎骨之前壁曰椎体，横断面呈圓形，為動物性管与植物性管之境畔，体之前後兩側，有突起，後側者為神经弓，為動物性管之壁，前側者曰腓弓（即肋骨弓）為植性管之壁，椎柱之最下部，即尾閭骨，而所為弓者，完全缺如，祇留單純骨块，神经弓在脊髓之周圍，与椎体合而成孔，曰椎孔 Foramen Vertebrale 至脊椎之下部則缺如，内臓弓 Visceralen bogen 在胸部十分發育而為輪，以関節連接於椎体，其他部分，則發育不完足，衹作短突起（肋骨突起）与椎体癒合。

A 兩弓完全者　B 內臟弓完全者　C 兩弓具不完全者　D 內臟弓缺如者　E 兩弓具缺如

內臟弓從側片（肋骨）Seitenstuch与閉鎖片（胸骨）Schlusstuch合成

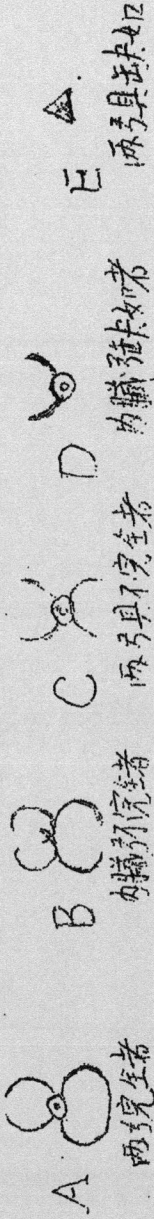

椎骨之区别

(1)真椎在脊柱之上大部（二十四個）即頸椎、胸椎、腰椎等是也。

(2)假椎在脊柱之下小部，即荐骨尾閭骨等是也，此以脊椎之形狀而分者，又以脊柱之部位而分為五種（一）頸椎有七個（二）胸椎有十二個（三）腰椎有五個（四）荐骨有五個（五）尾閭骨有四乃至五個，頸椎之上兩個者営頭盖之廻旋，而来特别变化者故又名廻轉椎，其他為專営屈伸者故又名屈伸椎

（一）真椎 Vertebrae Verae

[illegible]

(一)屈伸椎 Bengeneirbel

屈伸椎從上方向下方,漸次增大,其各部形狀之差異,在胸部最著,是因肋骨之關係,在他部其異點亦復不少,故於各部之脊椎,一見即知其為何部者矣,然形狀之變化乃漸次推移,在各部境界之椎骨大都類似

全体諸骨
- 四肢
- 軀幹骨
  - 脊椎骨(三十三—三十四)
  - 肋骨(十二對)
  - 胸骨(三)
  - 頭盖骨(二十二)
  - 舌骨(一)

頸椎……七
- 第一戴域
- 第二枢軸

- 椎骨
  - 真椎
    - 胸椎……十二
    - 腰椎……五
  - 假椎
    - 荐骨椎……五
    - 尾闾骨……四—五

椎骨由体与弓合成,其間留孔,曰椎孔,Foramen Vertebrale 合成許多之椎孔,曰椎管 Canalis Vertebralis 椎体 Corpus 为短圓柱状海绵块,被以薄層緻密質,上下两面(関節面)平坦或稍湾曲,前面(内臓管面)在横径隆起,在縦径稍凹陷,後面(神经管面)在縦径鉛直,在横径稍凹陷,現多数之脉管孔,弓 Arcus 即神经弓,起自椎体後面之两缘,具有七個之突起,别为二種,曰関節突起,曰筋突起,関節突起者 Processus Articularis 营各椎之連接,上下两側各有一對(共四個)曰上関節突起 Processus Articularis Superiores 下関節突起 Processus

Articularis inferiores上關節突起向後方，下関節突起向前方，弓之根部形狀較細者曰弓根Radix Arens Vertebrae其上下緣近於体与関節突起之間有椎间截痕曰椎間截痕Meisura Vertbrales Superiores其形淺曰下椎間截痕Meisura Vertebrales Mferiores其形深，由椎骨之連合，结此截痕而生椎間孔Foramen interVertebrale脊髓神经即從此孔而出於管外，筋突起者即横突起，棘狀突起是也，横突起從弓之中部突出棘狀突起從弓之癒合部突出

内臟弓Visceralen Bogen与椎体横突起，互相連接，或祇与体相連絡，(関節連絡)(肋骨)或与椎体及横突起癒合，(頸椎)或单与椎体癒合(腰椎)在前二種内臟弓与横突起之间，留一孔曰(肋横孔Foramen Costotransversarium)胸椎内臟弓，陳於後章肋骨篇詳述之，

胸椎 Vertebrae Thoracales 椎体高在中部者，上下面大圆等边三角形，心臟形，後缘稍凹陷，在上部者近似颈椎体，而横径長，在下部者似近腰椎体，半肾臓々形，上下面一般平坦，周缘稍高，侧面之後部，有受容肋骨頭之小窩，曰肋骨窩，Foveae Costalis 肋骨頭大多数，連接於二椎之間，故上下缘生半窩，曰上肋骨窩，下肋骨窩，Fovea Costalis Superior et. inferior 但在第一胸椎之上缘現全窩，第十一第十二胸椎体之中部，現第十一第十二肋骨之全窩。

弓之高径稍高，生於上在弓乃下在弓間之裂隙全閉室上，有上関節突起，其明突出関節面平坦，而鉛直，取前額位，後方下有下関節突起，関節面向前方，自弓之側部而下，椎孔在中部者圓而小，在上部及下部者三角形。

棘状突起長而三角形，斜下垂，互相叠積如鱗，其根为三稜柱状，末端为粗糙结節，至第八以下，則漸次减其傾斜度，横突起圓而長，稍傾於後方，末端膨大，其前則有凹

陷小窩曰肋骨窩Fovea Costalis最下二個缺如，又最下之一二個，其形極短，根之後側附小突起（乳嘴突起副突起）

頸柱Vertebraecervicales（上二個即迴旋椎後篇另述）椎体低，上下面呈帯圓長方形（上方者最著）鞍狀彎曲，上面兩緣高，下面前後緣低，弓形细，椎孔帯圓三角形，比椎体大，横突起短而廣，穿过縱径有横突起孔Foramen Transverrarium，其外上方側，有脊髓神経溝Sulcus nervi Spinalis。頸椎之横突起原來從前後二部合並，後反有固有之横突起processus transversi proprins，故該横突起又名肋横突起，此有兩部之外有结節，曰前结節後结節Tuberculum Anterins et posterins。第六頸椎之前结節，又名頸動脈结節Tuberculnm caraticum，因総頸動脈由此経過也。

棘狀突起尖端，呈内叉狀，上部者水平，下部者漸下傾，第六第七較长，不呈内叉状,故第七頸椎亦名尖椎 *Vertebra prominens* 關節突起短其面斜取前額位,上部陷向後上方,下部骨向前上方其傾斜度至上方則漸次減少

腰椎 *Vertebra bumbales* 椎体最大呈蚕豆形,或橢圓形,上下面平坦,其高與胸椎体一致,但第五椎後部頗低,椎孔三角形比較的小,關節突起強盛直突出,其面取矢状位,上關節面凹陷於側方,左右相對面,下關節突起於側方,左右相背向,横突起向側方長而少上傾,形扁平,末端尖,有上下兩緣,根之後部,有尖銳副突起 *Processus Accessorius* 第五腰椎横突起少短且大屈曲於上方,又上關節突起之後方,有稍大之乳嘴突起 *processus mamillaris* 此二個突起,在最下二個胸椎即發現,至腰椎遂更著明,棘状突起,方形板状,取水平之位置,後端終於結節状,向下方稍延長呈鈎状

(2　廻旋椎

廻旋椎即第一頸椎,第二頸椎,第一頸椎曰載域 *Atlas* 第二頸椎曰樞軸 *Epistrop-*

heus樞軸尚具頸椎之一般形狀，載域則全異其趣，缺乏固有之椎体，僅以細弓代之，

載域 Atlas形呈輪狀，椎孔廣大，區別為前弓，後弓，兩側部，

前弓 Arcus Anterior 比較後弓短，有上下兩緣，前面中央有前結節 Tuberculnm Anterins後面中央有接於齒狀突起之淺關節面，曰齒狀窩，Fouea dentis

側部 Massa Lateralis之上下有關節面，上曰關節窩，Foneaé Articulares Superiores與後頭骨髁狀突起為關節，其形如蚕豆，稍傾斜於內方，又有其中央呈淺窩，使關節面凹陷於前後，下曰下關節面 Facies Articulares inferiores與樞軸上關節突起為關節，其形平坦而圓，大傾斜於內方，側部之內側有粗糙隆起，附着橫韌帶，合前弓而成輪，齒狀突起即入於其間，橫突起在側部之外側末端，僅以廣結節，中央貫以橫突起孔，孔間之距離比樞軸廣大

後弓 Arcus Posterior較長，在棘狀突起之部位有結節，曰後結節 Tuberculnm

Posterius弓根稍扁平,在上関節窩之後方,有廣大椎骨脈溝Sulcus Anterior Vertebralis.

此外又屢屢有以橋板之骨片,而形成孔者,又有後弓不閉鎖者但缺罕.

樞軸Epistrophens自下面視之,雖與一般之頸椎無異,然其椎體厚,弓亦厚,橫突起短,稍向下傾,橫突起孔斜向外上方,且具他椎所未有之齒狀突起Dens,其形如圓柱,下方稍細,前側有圓形之前關節面Facies Articularis Anterior接於載域之前弓,後側亦有同形之後關節面,接於上述之橫韌帯.上關節面圓而大稍向外傾

二 假椎 Vertebrae Spuriae

假椎Vertebrae Spuriae九枚,上五枚曰薦骨,下四枚曰尾閭骨,

薦骨Os. Sacrum在幼時為五個之薦骨椎,後因化骨合而為一,其形如厚三角板,區別之為基礎底,尖端,前後面,兩側緣,基底Basis向上方,載腰椎,尖端Apex向下,附尾閭骨,側緣之上部,與骨盤骨(即下肢帯)相接合,前面凹陷滑澤,後面粗糙隆起,

薦骨之中部曰体，Corpus 两側曰側部，薦骨孔之側（孔）Partes Laterales 縱貫体之後側，为脊髓道管之下端者曰薦骨管 Canalis raeralis

前面骨盤面 facies Pelvina 凹陷滑澤，第三薦骨部在男子比女子湾曲强，中部有四条之横線 Lineae trausversae 足以証明其由五骨而癒合，横線之两側有孔，曰前薦骨孔 Foramen Sacralia Anteriora

後面 Facies dorsalis 粗糙隆起，中央有假棘状突起癒合为不規則線，曰中薦骨櫛 Crista Sacralis Media 其外側亦有四對骨孔，曰後薦骨孔 Foramen Saccalia posteriora 後薦骨孔之内側，有薦骨関節櫛，乃関節突起癒合者，又孔之外側，有側薦骨櫛 crista Sucralis Lateralis 乃横突起癒合之跡，第四第五椎弓之後端，不相癒合，棘状突起亦缺如，而最下之関節突起突出於下方，形为角，故名之薦骨角 Cornna Sacralis 以韧帯連於薦閭骨，自薦骨角間，即棘状突起缺損部，曰薦

骨裂孔 Hiatus Sacralis 以韌帯被覆之

側縁形如弓，上半部厚，下半部薄，在上部之与骨盤骨为關節者曰耳状面 Facies Anricularis 其上方有凹凸不平而附着韌帯者曰薦骨結節 Tuberositus Sacralis 耳状面之下方，有附着韌帯之溝耳状前溝 Sulcus prae Antricularis 側縁之下部尖端之近傍有截痕曰薦尾截痕 Incicura sacrococcygea 基底廣，中央現有与腰椎体接合之第一薦骨椎体之上面，傾斜於前上方其前縁頗尖与前面分界，体之後方有三角形之薦骨管上口，其两側有上関節突起，

尖端以横楕圓形之小軟骨接合面，与尾閭骨連接

薦骨之男女差異在男子比較狭長，不若女子之廣而短等边三角形也，薦骨之長与幅之比例，曰指示数以一〇〇乘幅再以長除之即得

尾閭骨 Is eoceyyea 形如三角，從四个或五个之尾閭椎骨 Vertebrae Candales组成第一椎上下大小，体之後方，有突出之突起，曰尾閭骨角 Cornnacoeeygea 上面以軟骨接於薦骨之下端，下面以軟骨接於第二尾閭骨椎，第二椎雖比較小，然尚具椎骨之大体，不若第三椎以下之僅為圓形之海綿質塊也。

三 脊柱 Colmnna vertebralis

脊柱從真椎假椎之全部合成，自側方視之，彎曲如波状，胸部及骨盤部突隆於後方，頸部及腰部突隆於前方，腰部與骨盤之境界為薦骨岬，其他之部分，乃漸漸移行去著明之境界。

自前面檢查之，体之横径第四第五胸椎最狭，下至薦骨岬則最大，上至第二頸椎則稍大，兩横突起端之距離，腰部最廣，上胸部次之，至第一頸椎則又廣，下胸部及上頸部則狭，自後面檢查之，其廣與横突起相互，棘状突起之縱列居於中央，横突起位於兩側，此兩突起之間有背溝 Sulci dcrsales 溝底有關節突起，各弓之間，生有裂隙，曰脚間裂隙 Spatia intereruralia 此裂隙在上胸部及上頸部全闭塞，在下胸部及腰部者廣，在頭蓋截痕及截域樞軸間者稍異。

椎管 *Canalis vertebralis* 即神經管，在椎柱之裡，上方由大後頭孔通於頭蓋腔，下方終於薦骨管裂孔，側方開口於椎間孔，椎管之形，頸部與腰部三角而廣，胸部圓形而狹，薦骨上部，呈廣橢圓形，下部儼然狹小；

椎骨之發生有化骨核，一在體，二在後弓體之兩側部，乃從弓之一部而發育者，以外體之上面及下面、橫突起、棘狀突起等，又生第二骨核，是為胸椎發育之狀態，在頸椎則除以上諸核外，又生内膞弓之核，於橫突起孔前，在腰椎亦有內膞弓核，並乳嘴突起核，在第一頸椎核兩側塊另有一核，前弓核為第二骨核，在樞軸，一般椎骨外，尚有齒狀突起之骨核，此核發生於載域體部（因此知齒狀突起之發生為始於載域體核）而癒合於樞軸也。

薦骨在未滿二十歲者為五個之椎骨，一般椎骨化骨核外，亦有內膞弓核，強擴張於側方，生上下二個之骨板於側緣，在尾閭骨椎，僅有一個化骨核。

脊椎
- 真椎
  - 頸椎七個……迴旋椎
    - 載域
    - 枢軸
  - 胸椎十二個
  - 腰椎五個
- 假椎
  - 薦骨五個
  - 尾閭骨四個

四 肋骨 Costae

肋骨為胸椎護育之内臟者，共十有二對，上七對前端達於胸骨，下五對終於半途，達於胸骨者曰真肋 Costae Verae，終於半途者曰假肋 Costae Spuriae。連於在上之肋骨，而不達於胸骨，但在下二個，浮游於半途，故名之曰浮肋骨 Costae fenctnantes。肋之間有間隙，曰肋間腔 Spatia intercostalis。肋骨前端之一小部分由軟骨合成，因名之曰肋軟骨 Cortilago Costalis。肋骨別為椎骨端、胸骨端及體三部而述之椎骨端 Extramitas Vertebralis 其頂端曰肋骨小頭 Capitulum Costas 小而膨大，以二個之関節面，連接於上下椎体，関節面之中央有櫛曰小頭櫛 Crista Capituli 在第一肋骨第十一第十二肋骨缺如，僅以単纯関節面，与椎体連络，肋骨小頭之下細部，曰肋骨頸 Collum Costae 頸有上下二缘，曰上下肋骨頸櫛 Crista Colli Costae Sup. At infer，下肋骨頸櫛，直移於肋骨体之下缘，肋骨頸体境界之下側有結節，曰肋骨結節 Tuberculum Costae 結節中央，有連接於胸椎横突起之関節面，関節面之後方，有附着靱帯之粗糙部。

体 Corpus 为肋骨之大部分，扁平弓形，有上下二缘，上缘圓滑，下缘鋭利，近於結節部有肋骨角 Angulus Costae 但在第一肋骨則缺如，結節部屈曲反强，在終末肋骨則不明，肋骨之内側有溝，曰肋骨溝 Sulcus Costae

胸骨端 Extremites Sternalis 上下缘呈鈍圓形，以凹陥粗糙之端面附着肋

軟骨

第一肋骨呈特異鐮狀，其幅廣，其面向上下，有內外兩緣，在上面之前部近於內緣處有斜角結節 Tuberculum Scaleni (Lisfranci) 前斜角筋附着於此。其後側有淺溝，曰鎖骨下動脈溝（鎖骨下動脈之通路）。溝之後方，有粗糙部，為中斜角筋之附着點。又斜角結節之前側，有通鎖骨下靜脈之淺溝。

第二肋骨在外面之中現粗糙面，為前鋸筋之一大肉尖附着部。肋骨自下而上漸增其長度，至第七第八肋骨，則達於極點，以下則漸漸短縮。其幅後狹前廣，彎曲而且捻轉。

肋軟骨 Cortirgo Castalis 位於肋骨前端與胸骨之間，其長自第一至第七漸次增加，第七以下則漸次縮短。其位置第一內下向，第二位於水平，第三稍上內向，第四以下則與肋骨之方向併行（亦皆內上向）。其連接第二至第七與胸骨為關節，第一與胸骨密接，第八至第十順次而連於第七肋軟骨，最下二個短而小，彎曲亦弱，終於腹壁中。第六至第八之中部，上下緣有廣、

起,互相連絡(肋骨之異常,有增減其數者,有分歧肋骨,或肋軟骨者,肋骨之發生,第一化骨
核在骨体,第二化骨核在小頭及結節,

肋骨
- 真椎骨七個
- 假椎骨三個 ……… 浮肋骨
- 肋軟骨二個
- 椎骨端
- 胸骨端
- 体

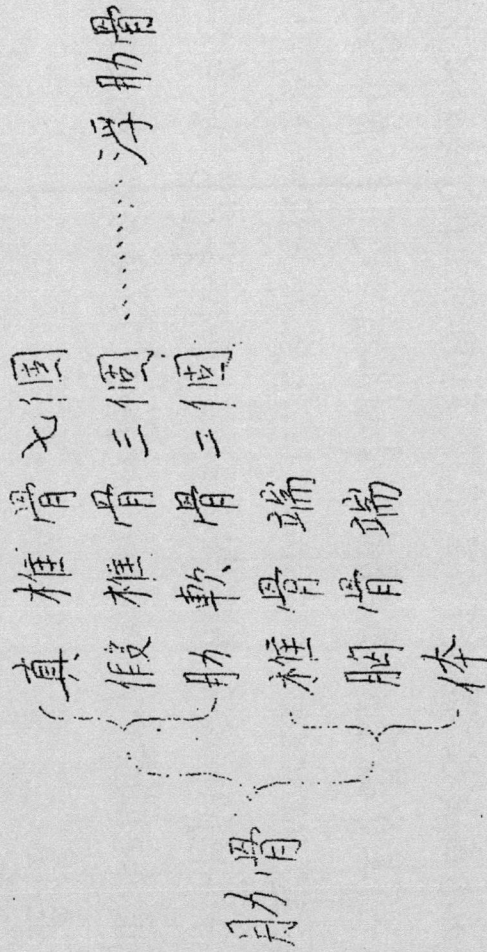

五 胸骨 Brustbein, Sternum

胸骨位於胸廓前壁,形如長板,上部厚廣,下部狹小,區別之為体部,柄部,劍狀突起

胸骨柄 Mannbrium Sterni 前面稍隆起,後面平坦,上緣有三個之截痕中央者曰

頸截痕 Incisura Ingularis 为頸窩之下界，兩側端曰鎖骨截痕，狀如鞍，与鎖骨內端為関節，側緣之上部（鎖骨截痕之直下）有第一肋骨截痕 Incisura Costalis，下部為第二肋骨截痕之半部，下緣有軟骨接合面連接於劍体。

体 Corpus 頗長，上端及下端稍狹，前面稍上傾，後面稍下傾，側緣不等有肋骨截痕六，其上下二个呈半截痕，接第二第七肋骨之（胸骨体之下部亦有穿孔骨）

劍狀突起 processus ziphoideus 甚小，上接劍身，兩側呈半截痕，接第七肋軟骨之一部，尖端鈍圓，有至成人而为軟骨，呈舌狀、廣幅、穿孔、分歧等之特異形狀，

肋骨之前面亦名胸骨面 Plunum Sternall，体与劍柄之接合，在幼年以軟骨，在老年則變为骨連接。

胸骨之發育，体由三四个小片合成，各片從二个或數个不規則位置之骨核化成，劍柄之骨核亦不定，通常为二个，初生兒尚不得見，劍狀突起亦有二个化骨核，胸骨之穿

孔,因胎生時之胸骨,由六片軟骨合成,当两片癒合時,一部分殘留而為孔,化骨時閉而封之

胸骨
- 体
- 柄部
  - 頸截痕
  - 鎖骨截痕
- 劍状突起

六 胸廓 Thorax

胸廓即胸椎肋骨及胸骨等合成之骨腔(胸腔) Cavum Thoracis 形類圓椎,横径長,矢状径短,脊柱在後側,陳入胸内,故水平断面呈套豆形,各肋间之空隙曰肋间腔 Spatia mter Sostalis 區別之為前壁後壁上口下口

前壁由胸骨肋軟骨肋骨前端組成,短而支隆突,上缘与第二第三胸椎接合部相對,下缘在男子与第十胸椎相對,在女子与第八胸椎相對,

側壁以肋骨條合成，最長亦穹窿，下緣之中部距髖骨約一横指。

後壁以胸椎與肋骨後端合成，長而穹窿，以肋骨角為外境，而棘狀突起與肋骨角之間有淺溝，深背筋所居也，胸腔後壁椎體之兩側有廣從溝，曰肺溝 Sulcus pulmonalis

上口 Apurtura thoracis Superior 狹，心臟形，以第一胸椎體、第一肋骨、胸骨之上緣圍繞之，為氣管、食管、總頸動靜脈、鎖骨下動脈、迷走神經、交感神經、横膈膜神經、胸管等之通路。

下口 Apurtura thoracis inferior 大而不齊，前半三角形，向胸骨下端傾斜，後半向脊椎傾斜，以第十二胸椎、假肋骨、肋軟骨、劍尖界限之，封以横隔膜，胸骨下左右肋軟骨之間部，曰胸骨下角 Angulus infrustenalis（胸廓上腹角 Angulus epigastricus des Thorax），從此至第十肋軟骨之肋軟骨下緣，曰肋骨弓 Arcus Costarum。胸骨之縱軸上端稍後傾，女子胸廓短而狹，小兒胸廓短而廣，肋骨之位置略近平水。

胸廓
- 肋骨
- 椎骨
- 胸骨

- 前壁……胸骨肋軟骨肋骨 ⎫
- 側壁……肋骨体 ⎬ 肋間腔
- 後壁……胸骨肋骨 ⎭
- 上口……第一胸椎第一肋骨胸骨柄
- 下口……第十二胸椎肋軟骨劍尖

九、頭蓋骨

頭為動物性官之上官，擁載腦髓而直接藏腦之部分，曰腦蓋骨 Hiruschodel。其下方專藏咀嚼器感覺器之部分，曰顏面骨 Geischtschadel。頭蓋骨由六無對骨、八有對骨合成，各骨之連接，均以縫合相密接，惟下頷骨則不然，以韌帶連絡，而為可動性關節。縫合 Naht者，以鋸齒狀緣互相密接之謂也，在幼年尚有少量之軟骨介乎其間，至成人則化而為骨。

一、腦蓋骨 Ossa Crom

腦蓋骨者後頭骨，楔狀骨，顳顬骨，顱頂骨，前頭骨，篩骨，下甲介骨，淚骨，鼻骨，鋤骨，等是也

頭蓋骨
- 腦蓋骨
  - 後頭骨，楔狀骨，前頭骨，篩骨，鋤骨……各一個
  - 顳顬骨，顱頂骨，下甲介骨，淚骨，鼻骨……各兩個
- 顔面骨
  - 上顎骨
  - 口蓋骨
  - 顴骨
  - 下顎骨
  - 舌骨

1. 後頭骨 Os. Occipitale, Hinterhonptben

後頭骨位於頭蓋之後下部，區别之為鱗狀部，左右顆四部，四部之間有大孔，曰大後骨孔，Foramen occipitale magnum 為頭蓋腔與脊髓腔之交通孔，腦被膜延髓

副神経根,椎骨動脈,前脊髓動脈,後脊髓動脈,静脈叢等,即出入其間,

後鱗狀部 Squama Occipitalis, Hinterhanptschnppe 形為三角,外面凸隆,內面凹陷,區別之內外二面及側緣。

外面中央有突起,曰外後頭結節 Protuberantia Occipitalis externa,從該結節向大後頭孔有縱櫛,曰外後頭櫛 Crista Occipitalis externa 為項靭帶之附著部,從外後頭結節向側方,有長線至顳顬骨乳嘴突起之後側,曰上項線 Linea Nuchae Superior,其下方又有一線與之并行,曰下項線 Linea Nuchae inferion,最上項線之上方,更有微細弓形線,曰第一項線 Linea Nuchae Suprema,上項線之上部滑澤,曰後頭面,下部粗糙,曰項面,為項筋之附著部。

內面中央亦有突起,曰內後頭結節 Protuberantia Occipitalis interna,從該結節向四方有隆線,曰十字隆起 Eminentia Cruciata,隆起之下腳,達大後頭孔之後

緣,曰內後頭櫛Crista Occipitalis interna該下端又屢分二脚成三角形窩,曰平樸小窩Fossura Vermiana隆起之上脚,及橫脚,各有淺溝,上脚之溝,曰矢狀溝,Sulcus Sagittalis橫脚之溝,曰橫溝Sulcus trausversus收容各靜脉竇,(橫溝通橫竇,縱溝通縱竇)並附著各種硬腦膜皺襞,(橫脚附著小腦天幕,上脚附著大腦鐮膜,下脚即內後頭櫛,附著小腦鐮膜)由此四脚,画為四窩,上二窩曰上後頭窩Fossae Occipitalis Superiores受容大腦後頭葉,下二窩曰下後頭窩Fossae Occipitales inferiores(又名小腦窩)受容小腦後端側緣,以鋸齒與顱頂骨及顳顬骨之乳樣部,為三角縫合,故上部名之曰,三角緣,下部名之曰乳樣緣(三角緣Morgo Lambdoideus乳樣緣Morgo Mastoideus)側部即左右髁果Pars laterales約方形位于大後頭孔之兩側,連接于鱗樣部及基礎部,區別為上下二面,內外二緣。

下面於前有橢圓突起,曰頭狀突起(亦名後頭骨顆Condylus Occipitalis承載成為關節，顆之後有小窩，曰後顆窩，窩中有小孔，曰後顆狀孔，遮導血管（大小存否不定）顆之前亦有小孔，曰前顆狀孔，即舌下神经管之前端，為舌下神经之通路，

內面滑澤，與後頭顆相對部有結節，曰頸靜脈結節，Tuberculum Jugulare 其下面為側直頭筋附着部，屢有所謂副乳頭突起 Processus paramastoideus 上部在横溝之下端，為其内境，後方移行於後頭鱗狀部之乳樣緣，前方有半月形之頸靜脈截痕 Incissura Jugularis 與顳顬骨之仝名截痕合而成孔，曰頸靜脈孔 Foramen Jugulare 孔間由尖銳頸靜脈突起 Processus interjugularis 分為前後二部，前部小，為舌咽神经、迷走神经、副神经等之通路，後部大，為内頸靜脈之通路，内緣即後頭孔緣，現舌下神经之内口。

基礎部 Pars Barilaris 形為方板，呈上下二面，前後左右四緣，前部厚，後部薄，矢状断面呈楔状。前緣與楔状骨相愈合，在未滿二十歲者，以軟骨連接。

後緣即大後頭孔之前緣

上面以斜台名楔状骨之鞍背相連接，有延髓之所容也。

側緣銳利，接顳顬骨岩様部。後緣生裂隙，曰岩様後頭裂隙Fissura Petro-Occipitalis 此裂隙連續於頸靜脈孔，以基礎纖維軟骨填充之，其上側有下岩様溝Sulcus Petrosus inferior受容下岩様竇。

下面粗糙，中有結節，曰咽頭結節，Tuberculum Pharyngenm 脊柱之前縱靭帶及咽頭上收縮筋，附着於此，其兩側又有前大直頸筋及前小直頸筋附着部，（後頭骨若視為頭蓋椎Schadel-wirbel时，可以基礎部認為椎体，以側部及鱗部認為弓）

後骨之發育有四化骨核，一在後頭鱗，一在基礎部，二在兩側部，後頭鱗其骨核始為三對，不多时即融合，或至初生兒，或成人尚各個独立，遂現特異之畸形，即下一對為項面之骨核，上一對為後頭面骨核，不相愈合，遂成顱頂間骨，Ossa interperietalia（亦名冠状骨Ossa incae）第三骨核在頂鱗之上端，若不與顱頂間骨愈合时，即成上顱頂間骨 Ossa Praeinterparietalia 其癒即与頂部之愈合时，须至六岁側部与後頭鱗之愈合，须至二岁。

1. 下後頭鱗（後頭状部？）
   - 外面
     1. 外後頭結節
     2. 外後頭嵴
     3. 上項線
     4. 下項線
     5. 項面
     6. 後頭面
   -
     1. 内後頭結節
     2. 十字隆起
     3. 虫様小窩

内面
- 4.内後頭椃……附着小腦鐮膜
- 5.矢状溝……附着大腦鐮膜
- 6.横　溝……附着小腦天膜
- 7.上後頭窩……容大腦後頭葉
- 8.下後頭窩……容小腦

側緣
- 1.三角緣
- 2.乳樣緣

下面
- 1.髁状突起（一名假頭顆）
- 2.髁状窩
- 3.後髁状孔……静脉通过
- 4.前髁状孔……舌下神经通过

後頭骨

- 1.
- 2. 側部限關節部 又曰左右髁部
  - 内面……頸静脉结節……舌下神经管
  - 外缘
    - 1、頸静脉突起
    - 2、副乳頭突起
    - 3、頸静脉截痕
    - 4、頸静脉孔
    - 5、頸静脉间突起
  - 内缘
- 3. 基礎部
  - 前缘……与蝶状骨联接
  - 後缘……即大後頭孔之前缘
  - 上面……斜台与鞍背相移行
  - 側缘……岩様後頭裂隙及（下岩様溝）

└ 下面……咽頭结節

└ 4. 大後頭孔

2. 楔状骨 Os. Sphenoidale, Keilbin

楔狀骨在頭蓋底之中央，橫入諸骨之間，故其名，又以其形似蝴蝶，故又名蝴蝶骨 Wespe-nbein 後方連接於後頭骨顳顬骨之錐體，前方連接於篩骨前頭骨，側方連於顳顬骨之顳顬鱗及顱頂骨，區别之為體、小翼、大翼、翼狀突起。

體 Corpus 在之中央，形如骰子狀，有前後上下左右六面，中空曰竇 Sinussphenoidalis 中有隔曰竇中隔 Septum Sinum Sphenoidalium（竇之大小形，因人而異，中隔之後半部屢屢偏於側方，遂来大小不全之左右竇）。

後面在幼年以楔狀基礎軟骨，與後頭骨基礎部相連接，至成人遂與骨愈合，曰基礎骨 Os. basilare。

前面接於篩骨中央有縱線，曰楔状骨櫛 Cristosphonidalis 連接於篩骨之鉛直板，其下端移行於下骨之楔状骨嘴，於嘴之兩側，有不規則之孔，曰楔状骨竇口 Apertura Sinus Sphenoidalis 通楔骨竇，此孔下方，有彎曲小板曰楔状骨甲介，或曰 Ossicula Bertini（バルチニ氏小骨）

上面中央凹陷，周圍大，状恰如鞍，曰土耳其鞍 Sella turcica 中央之凹陷部，曰垂体窩或曰粘液体窩 Fossa hypopyseos，大腦下垂体之所容也，鞍之前側有横隆起，曰鞍结節 Tuberculum Sellae 其兩端有結節，曰中床状突起 Processus clinoidens medius 鞍之後方有突出前上方之方形状，曰鞍背或曰鞍欄 Dorsum Sellae 其兩隅，曰後床状突起 Processus clinoidens posterior 鞍背之後面，為斜台之上部，（後頭骨基礎部参照）鞍骨前之有交叉溝，曰視神経交叉溝 Sulcus chiosmatis 其兩端有穿小翼根部之孔，曰神経孔 Foramen opticum 視神経及眼動脈即從此孔入於眼窩（視神経所眼動脉之间,有骨中隔,分而为二,通眼動脉之孔,曰床状眼動脉孔)視神经溝前,高而平坦(曰楔状嶺Jugum Sphenoidale即蝴蝶背隆起)横行於小翼之一面,其前端有三角形之突起,連於篩骨板之後緣,此突起名之曰篩骨棘Spina ethomoidalis 楔状顴与交义溝以楔稜Limbus phenoidalis而分界,鞍之側方,有前床状突起Processus Clinoideus anterior此突起在小翼後緣之内端,向鞍之前上方突出(以上三突起,往々互相愈合,或中後相愈合,因此其间成空隙,由前中癒合所成之孔,曰頸静脉床状孔)

側面即大翼之根部,其上走於鞍之側部有浅溝,曰楔内頸動脉溝Sulcus Caroticus其後方深而凹陷,以小骨板为其外境,曰楔状骨小舌Lingula Sphenoidalis[illegible]同形小突起

下面肉頭蓋底之下面。在左右下翼之間,中央有尖銳楔狀骨嘴Rostium sphenoidale下垂,插入鋤骨翼之間(嘴之前端,接於篩骨之鉛直板)側方在鞘狀突起之間。有[illegible]

生基礎咽頭管於鍬骨翼之間(此管通從楔狀口蓋神經節,而來之外後上鼻枝之分枝,有從垂體窩中央通小管於下面乃胎生時通垂体管之小管,名曰咽頭管)Canalis Craniophoriyngens.

- A 下後鱗狀即後鱗狀部
  - 外面
    - 1.外後頭結節
    - 2.外後頭稜
    - 3.上項線
    - 4.下項線
    - 5.項面
  - 内面
    - 1.内後頭結節
    - 2.十字隆起
    - 3.虫様小窩
    - 4.内後頭稜
    - 5.矢狀溝
    - 6.横溝

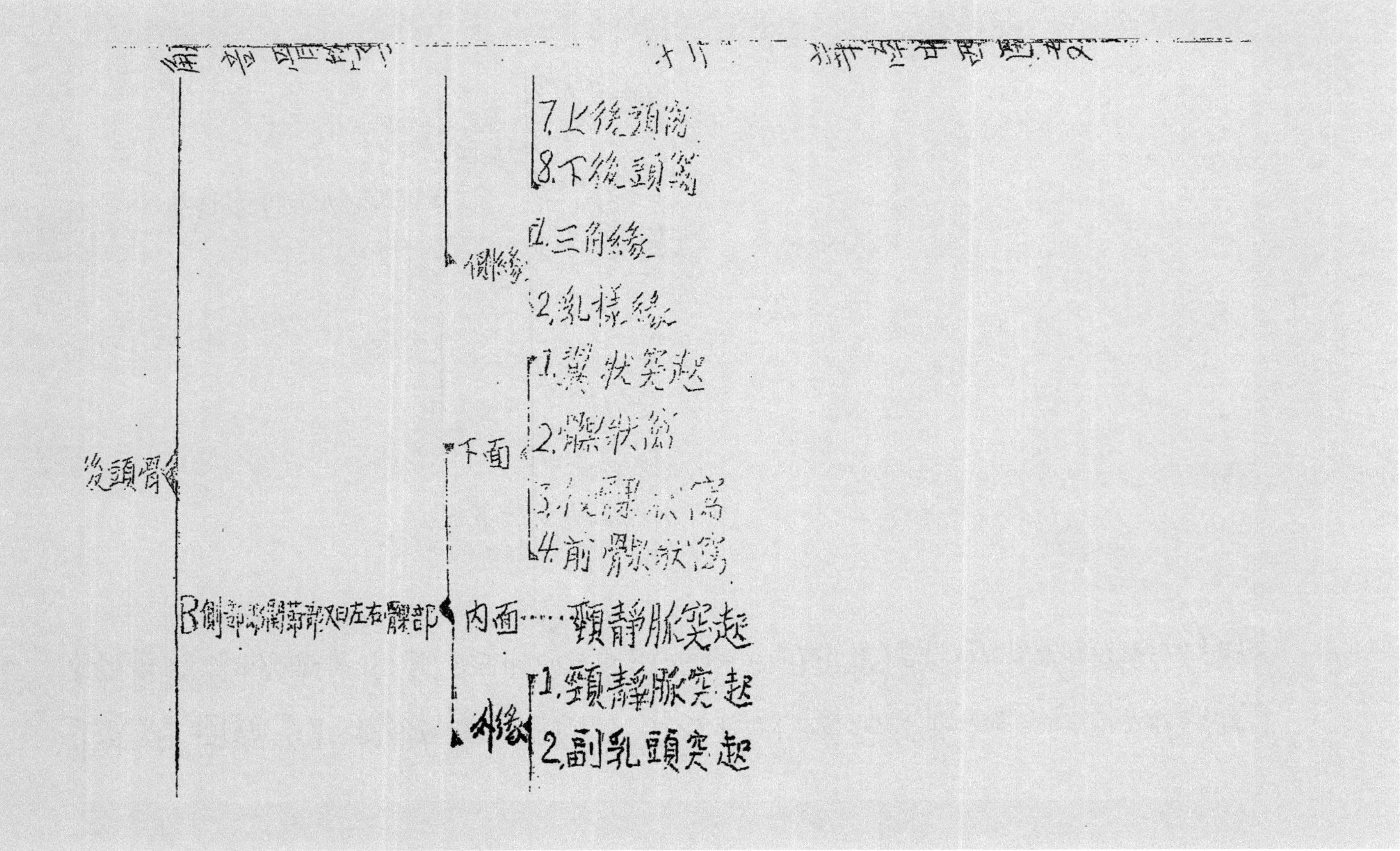

後頭骨
- 7.上後頭窩
- 8.下後頭窩
- 側緣
  - 1.三角緣
  - 2.乳樣緣
- 下面
  - 1.翼狀突起
  - 2.髁狀窩
  - 3.後髁狀窩
  - 4.前髁狀窩
- B側部或關節部又曰左右髁部
  - 內面……頸靜脈突起
  - 外緣
    - 1.頸靜脈突起
    - 2.副乳頭突起

3. 頸靜脈截痕
4. 頸靜脈孔

基礎部
1. 前緣
2. 後緣
3. 上面……斜台
4. 側緣……岩様後頭裂隙及上下岩様溝.

小翼 ALA PARVA 從体之前部突出於側方之長三形板，形如劍尖，端向外，前緣以鋸齒連接於前頭骨眼窩部之後緣，後緣滑澤，為前中頭蓋窩之境界，內端具前床狀突起，根部穿視神經孔，前面為頭蓋之後部，下面為上眼窩破裂孔之上界而成眼窩天蓋之後部。

大翼 ALA Magna 從体之側面突出側方之不正形骨板，根部狹小，區別之，為四面四緣.
腦面，顳顬面，眼窩面，及楔状上顎面，及四緣。

腦面 Facies Cerebralis 半月形，凹陷而彎曲於外方，有腦隆起、指狀壓痕，及中硬腦膜動脈溝，有三孔，即圓孔、棘孔是也。圓孔在上眼窩裂孔之後方，其下面開口於眼窩面之直下，（即楔狀上顎面）通三叉神經之第二枝。（即上顎神經）卵圓孔，在圓孔之後外方，最大，下口開於顳顬下面之後部，通三叉神經之第三枝（即下顎神經）。與此孔密接者曰棘孔，最小，為中硬腦膜動靜脈入頭蓋之通路。其外口之後側，即外緣與後緣之會合部，三角形之骨棘。為口蓋張筋及楔狀顎靭帶之起始部，曰偶棘（或曰棱棘）。此面之外緣（鱗狀緣）為粗糙凹形，以境顳顬面，與顳顬骨鱗狀部連合。後緣（岩樣緣）以纖維軟骨與顳顬骨岩樣部連合，而呈裂孔，通大淺岩樣神經及小淺岩樣神經，下側接喇叭管。前緣為凸弓形，彎曲於上方，內半（眼窩緣）界眼窩面，為上眼窩裂孔之下界，外半粗糙，一部界眼窩面，一部界顳顬面，與前頭骨及顱頂骨縫合。

顳顬面 Facies Temporalis 為頭蓋之外面，縱而延長於上下，下部彎曲於內方，且稍延長於後方，於彎曲部之上界呈矢狀經走之一稜，曰下顳顬稜，其前端突出，曰棘狀結節，因之更分顳顬面為上顳顬面與下顳顬面，此面之前緣，眼界窩面以鋸齒狀與顴骨縫合，後緣（鱗狀緣）界腦面與顳顬骨鱗狀部縫合，上端（顱頂骨緣）與顱頂骨前下隅縫合，此部又名蝶頂隅，或曰蝶頂角。

眼窩面為菱狀，內前內方與顴骨共為眼窩之外壁，其後緣（眼窩稜）界腦面，與小翼相對成上眼窩裂孔，上緣（前頭緣）粗糙而厚，亦界腦面，與前頭骨縫合，下緣（下眼窩緣）界楔狀上顎面，與上顎骨相對，成下眼窩裂孔，通下眼窩神經，下眼窩動靜脈，顴骨神經等，前緣（顴骨緣）粗糙，界顳顬面，與顴骨縫合。

楔骨上顎面 Facies sphe maxillaris 位於眼窩面之下方，其形狹，下方移行於翼狀突起之前面，前端達棘狀結節，後至為圓孔開口處。

四緣為內緣、外緣、後緣、前緣，內緣為眼窩棘及前頭緣，自大翼根之前側走於外上方。外緣即鱗狀緣，後緣即岩樣緣，前緣即顴緣。

翼狀突起 Processus Pterygoideus 從体與大翼之間鉛直下垂，從翼狀窩分為內外二板（即內翼狀板及外翼狀板）。翼狀窩在下翼之後側，為縱溝，乃內翼狀筋之起始部。內翼狀板狹而長，下端彎曲於外方，曰翼狀鈎，其內側有通口蓋張筋之淺溝，曰翼狀鈎溝。外翼狀板短而廣，於外側突起，曰翼狀棘突起，又外板根部後方之隅棘，與翼狀棘突起之間有靱帶，後側有小骨突，從翼狀突起連接隅棘，遂將翼棘靱帶合化一孔，曰翼棘孔。翼狀窩之上方有円形小窩，曰舟狀窩，為口蓋張筋之起始部。從此窩之上方，內隅棘之內方走於大翼後緣之淺溝，曰喇叭溝，受容喇叭管之軟骨部。內板之根有小管，穿通前後，曰翼狀管，其後口為不正形，開口於喇叭溝內端之上部，通同名神經及同名血管。翼狀突起之前側為翼腭窩後障之小面，與上顎骨之後方相對，其間有翼狀口蓋窩，為[illegible]與上顎骨

及口蓋骨合成翼狀口蓋管

下端内外之間，有三角形翼狀裂隙，此裂隙容口蓋骨之椎体突起，外板與上顎骨縫合，内板與口蓋骨之鉛直部縫合。内板之根有板狀之突起，曰鞘狀突起，向体之下面，其下面有小溝，由口蓋骨楔狀突起之接着，而成小管，曰咽頭管通自楔狀口蓋動脈枝及自楔狀口蓋神經節而来之外上後鼻枝之分枝。

・發育産生時楔狀骨分離為三片，中部由体及小翼而成。兩側由大翼及下翼而成，各片由多數骨核而發育，初多數之小骨片逐漸發育而成前後二骨，於初生兒尚可見其痕跡也，惟大翼及小翼各有特別之骨核，下翼外板，即大翼之延長部内板則由結節組織發生，而楔狀甲介則又另為他核所發生。

1. 後面
2. 前面
   1. 楔狀骨節
   2. 楔狀骨竇口

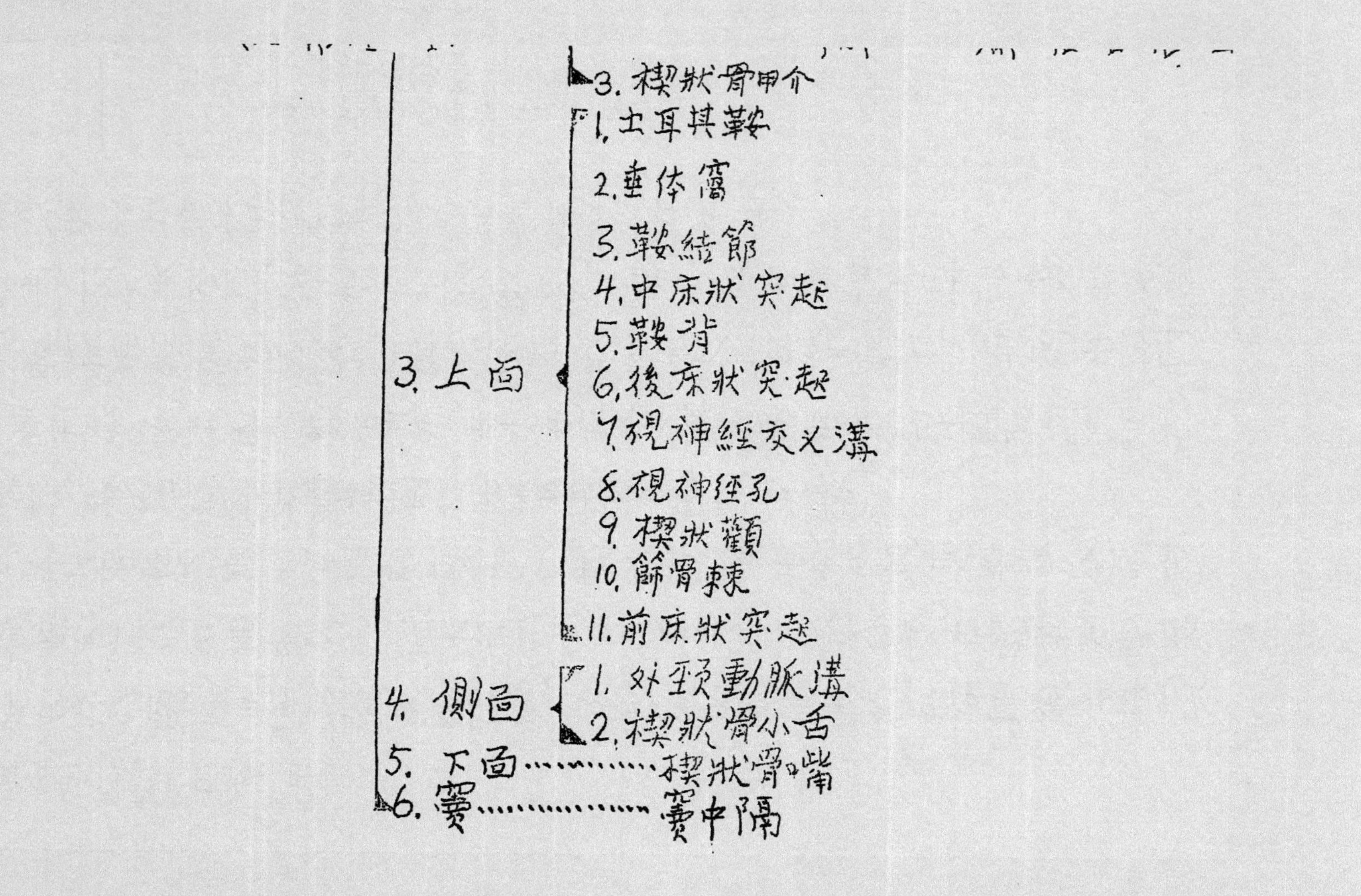

3. 楔狀骨甲介

3. 上面
1. 土耳其鞍
2. 垂体窩
3. 鞍結節
4. 中床狀突起
5. 鞍背
6. 後床狀突起
7. 視神經交义溝
8. 視神经孔
9. 楔狀顴
10. 篩骨棘
11. 前床狀突起

4. 側面
1. 外頸動脈溝
2. 楔狀骨小舌

5. 下面……楔狀骨嘴

6. 竇……竇中隔

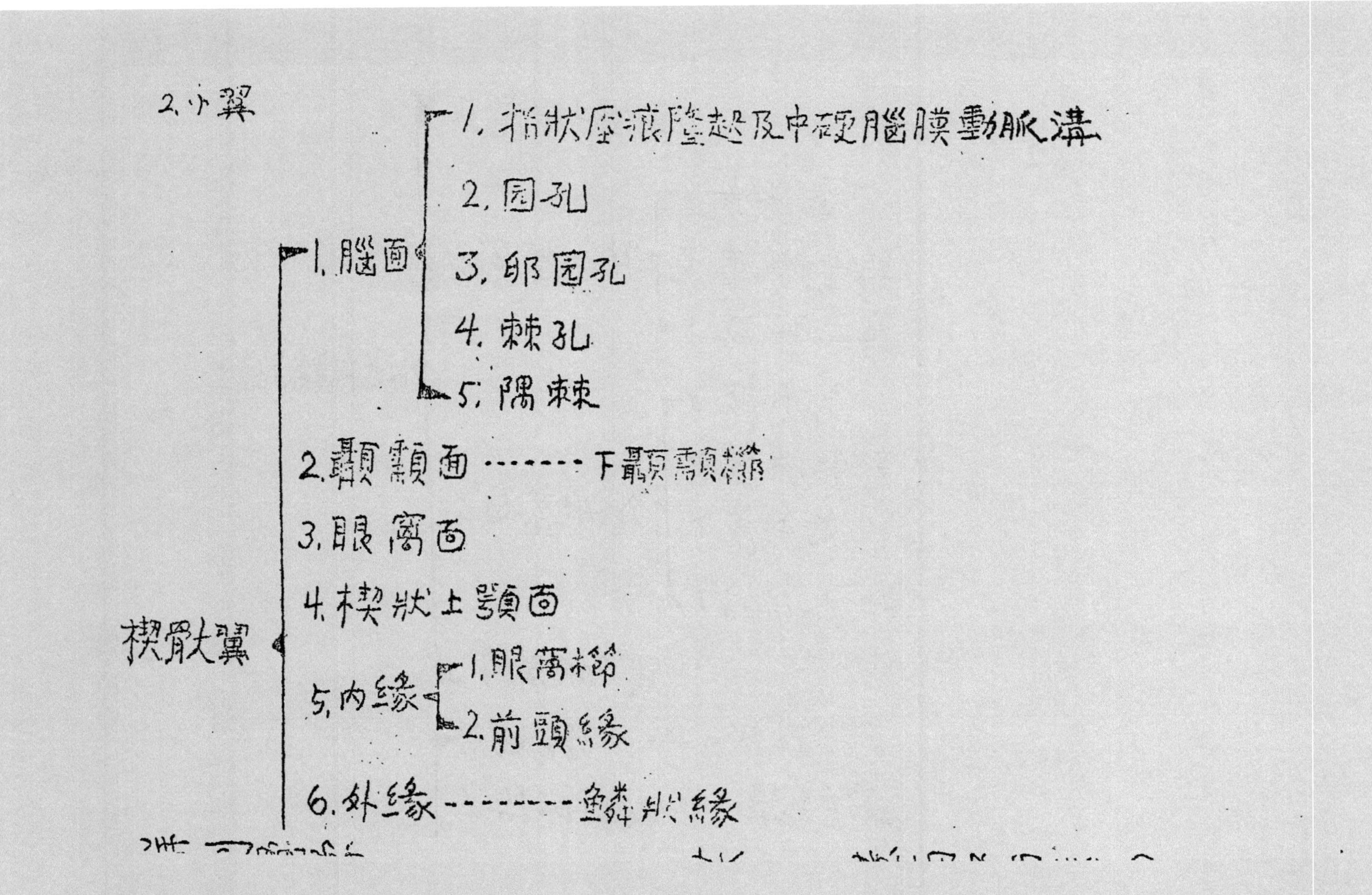

2，小翼

楔骨大翼
- 1，腦面
  - 1，指狀壓痕隆起及中硬腦膜動脈溝
  - 2，圓孔
  - 3，卵圓孔
  - 4，棘孔
  - 5，隅棘
- 2，顳顬面 ………… 下顳顬稜
- 3，眼窩面
- 4，楔狀上顎面
- 5，內緣
  - 1，眼窩稜
  - 2，前頭緣
- 6，外緣 ………… 鱗狀緣

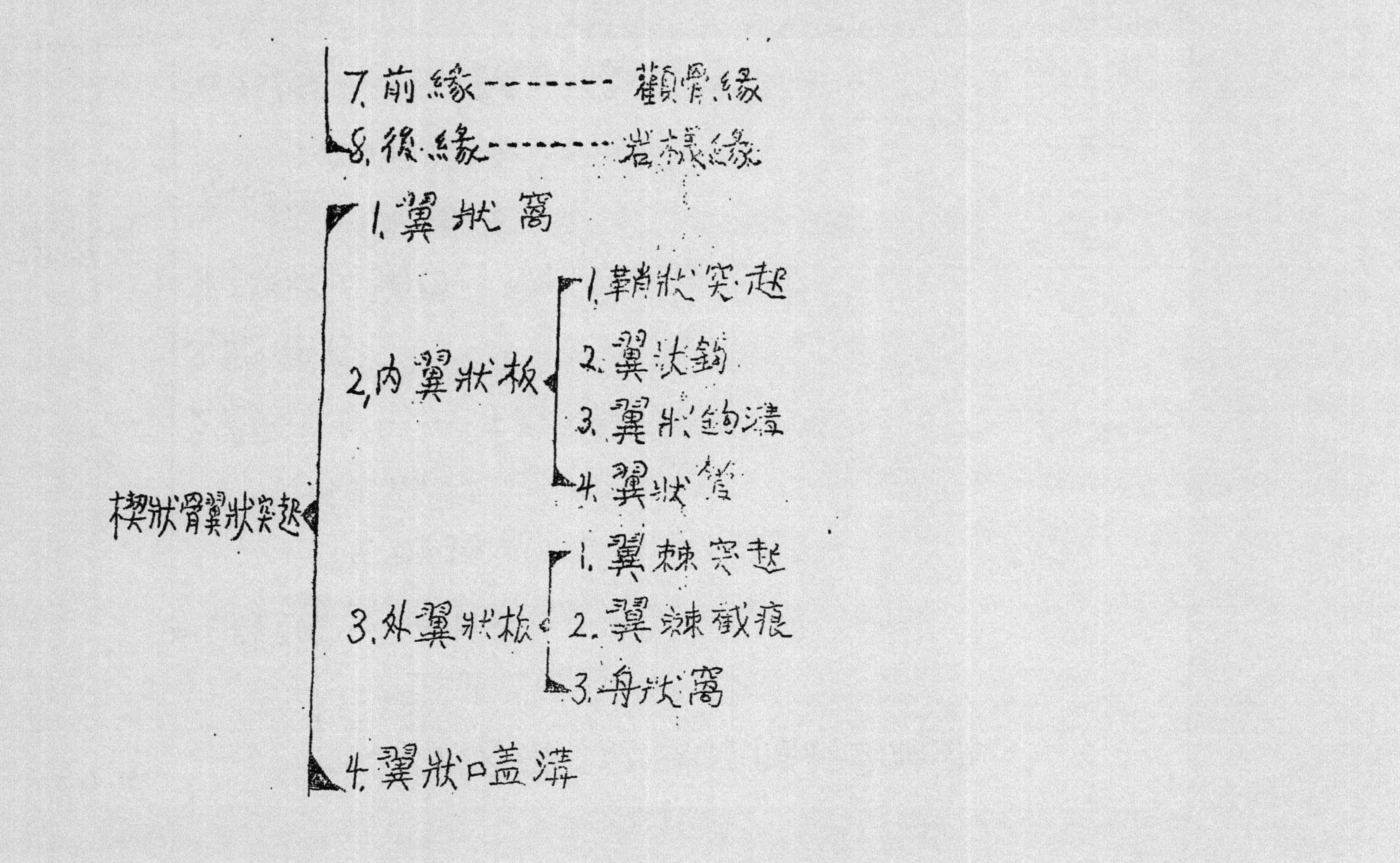
楔状骨翼状突起
7.前缘
颧骨缘
8.後缘
1.翼状窝
2.内翼状板
1.鞘状突起
2.翼状钩
3.翼状钩沟
4.翼状管
3.外翼状板
1.翼棘突起
2.翼棘截痕
3.舟状窝
4.翼状口盖沟

顳顬骨 Os. Temporale Schlofenbein

有一對，位於頭蓋之兩側，自水平鉛直二部合成，前方連接楔狀骨，後方連接後頭骨，上方連接顱頂骨，鉛直部即頭蓋側壁之一部，自顳顬鱗與乳樣部構成，水平部為頭蓋底之一部，從岩樣部，別名錐体與鼓室部合成。

鼓室部至成人即與錐体癒合，不呈顯著界限。以上四部之区別，本自天然，各部之間，均存裂隙，如岩鱗破裂，為岩鱗之境界，岩鼓破裂，為岩鼓之境畔，鼓乳破裂為鼓乳之境畔，此外岩樣部與後頭骨之間，又有岩樣後頭破裂，為岩樣與後頭之境畔。

顳顬鱗 Squama Temporalis 鉛直部中之大部，薄而透明，二密迷厚，区別之為前後上三緣，内外二面。

三緣即前緣曰楔狀緣，厚而呈鋸齒狀，與楔狀大翼為縫合，上緣及後緣曰顱頂緣，合而呈首形，以廣粗糙面，與顱頂骨為鱗狀縫合，後緣與乳樣部之上緣成直角，受容顱頂骨乳樣隅，故名之曰顱頂截痕Incisuva Parietalis（此外上緣之中央，有三角部，突出於後方，曰顱頂突起（足立氏）

外面Facies Temperalis滑澤稍隆起，下方有扁平長突起，突出於前方，曰顴骨突起，Processus Aygamoticus與顴骨相連，接而成顴骨弓Culcus Aygomatucus顴骨突起之根，分為二根，其間有橢圓形下顎關節窩，後部經過外耳門之上部移行於後上方，連顱頂緣之後端，其下緣於外耳门之上方，生小突起，曰道上棘Spinsufrerkcat或生小窩，又關節窩之後方有結節，曰鼓膜結節Tuberculum Lymparicum其發育強甚者曰窩後突起Processus post glenoideus前脚彎曲於内方，在關節窩之前方，作橢圓形之結節，曰關節結節，内面即腦面Facies Cerebrus少凹陷有腦隆起，指狀壓痕，及中硬腦膜動脉溝，後方連接於錐体之前面，生岩鱗破裂，中硬腦膜動脉溝，始於楔狀緣之下部，分二脚，一沿岩鱗破裂而外走，一沿前線而上昇，然分為前後二枝，前枝走楔狀骨大翼。

後枝沿上緣而向後走。

乳樣部 Pars mastoidea 位於鉛直部之後腳，區別之爲内外二面，上後二緣。

外面粗糙，下方有突起，曰乳樣突起 Processus Mastoidus 其外面爲胸鎖，乳嘴筋之起始部，其内側有一溝，曰乳樣截痕 Incisuva Matoidea 爲二腹顎筋之起始部，又其内側有與之併之之一溝，曰後頭動脈溝 Sulcus Anterneaeapitahis 通後頭動脈乳頭突起之實質，爲海棉狀，曰乳樣蜂窩 Cellulae Matoiden 其中腔之大者曰乳樣竇 Antram Matoideum 連様中耳之後方，乳樣之前後有孔，前孔近於鼓乳破裂，通迷走神經之耳枝，後孔稍大，在乳樣部或後頭乳樣縫合，通導血管及後頭動脈之硬腦膜枝，即乳頭孔 Toramen Matoideum

内面凹陷滑澤有縱溝（シグマ狀溝 Sulcus Sigmaideus）廣而彎曲，連於横溝之前端，乳頭孔之内端，開口於此。

二五、一一、十

二缘 上缘与颞顶骨乳樣嘴缝合，後缘（後頭缘与後頭骨缝合）鼓室部
Pars Tympanica 位於水平位之外端，介於颞颥鳞錐体及乳樣部之間，在胎
生時与諸骨分離，呈輪狀，名之曰鼓輪，至生後遂漸与岩樣部之基底癒合，其凹陷側
現受容鼓膜周圍之溝，鼓膜截痕在上方，即輪之缺損部，在成人鼓室部，呈三角形，有前
後二面，基底尖端上下二缘，前面凹陷向下顎關節窩，後面向外听道及鼓室，現鼓
膜溝，於其境界部尖端密接於岩樣部，基底向外方，附着於颞颥鳞与乳嘴突起
構成大孔，曰外耳門 Porus Acusticus Externus 自耳門至鼓膜溝之一部分，曰外听道，
鼓室部即為其下壁，鼓室部上缘，与下顎關节窩相連結，在外面，雖更密接，在内
方則現有破裂，由鼓室天盖下突起之插入，分而為二，（一在前，一在後）在前者曰岩鳞破
裂，在後曰古利舍兒破裂，即岩鼓破裂（通鼓索神經槌骨前突起併前槌骨韌
带）又鼓室部下缘与乳頭突起之間，有鼓乳破裂，乳頭小管即開口於此，鼓室部下

緣与岩樣部下緣相癒着，延長于下方，而為基狀突起鞘及岩樣櫛。

岩樣部錐体又名岩樣骨 pars petrosa pyramis gelsenbein 其質頗硬，占水平部之大部分，顳顬骨中惟此骨最後，骨板中有外耳中耳内耳，及頸動脈管等，為頭蓋底之棟梁，其形如錐体，故又名曰錐体 Pyramidon 有基底尖端上前面上後面下前面下後面上下前後四稜。

基底向外方連于鉛直部及鼓室部。

尖端向內方，楔狀骨体，內頸動脈管之內口，即開口於此。

上稜向頭蓋底內面，滑澤有長溝沿走其上，曰上岩樣溝 sulcus petrosus Superior 受容同名靜脈竇外端，連於S狀溝（即シグマ狀溝 S狀 Sulcus Sigmoidea）

下稜向頭蓋外，前部粗糙，為口蓋張筋之附着部，後部銳利，連於鼓室部之緣。

前稜大半与顳顬鱗及鼓室部相接着，而構成岩鱗破裂，及岩鼓破裂（岩鱗破裂大人不著明）內三分之一部與楔狀骨大翼之後緣合為裂孔，從鼓室而來之筋喇叭管Canalis Museulotuhanis即開口於此，此管由自前稜而出之筋喇叭管中隔分為上下二部，其上半部曰鼓膜張筋半管，下半部曰喇叭半管。

後稜前半接後頭骨基礎部，有下岩樣溝，受容同名靜脈，其前端連於上岩樣溝。後端終於頸靜脈孔，後半部有頸靜脈間突起及頸靜脈截痕，合後頭骨側部之同名截痕，為頸靜脈孔，後稜於後頭骨二首之間之裂隙，名曰岩樣後頭裂隙Fissure petrooccipitahis。

上前面以上稜及前稜為界，在幼年由岩鱗破裂与顳顬鱗分界，至成人則不甚著明，其前外部骨質薄，延長於鼓室之上部，曰鼓室天蓋 Tegmen Tympani 天蓋之下面有突起，曰鼓天蓋下突起 processus inferior tegminis tympani 為岩鱗破裂與岩鼓破裂之境界，在鼓室天蓋與上稜之間，有鈍形隆起，曰弧形隆起 Eminentia arcuata。

内耳之上半規管，即居於此，近於尖端有淺小指頭大三叉神經压痕，又其外方近於鼓室天蓋有顏面神經管裂孔 Hiatus canalis facialis 其下方有鼓室小管之上口，自此二孔，向前稜有二條之細溝，走於上下，上曰大岩淺岩樣神經溝，下曰小淺岩樣神經溝。通同名神經。

上後面以上稜與後稜為界，中部有大孔，曰内耳門 porus acusticus internus 自此入於骨質之管，曰内聽道。Meatus acusticus internus Meatus auditorius 通聽神經顏面神經及脈管等，其終端則内聽道底為内耳之境界，内聽道底由横嵴分為上下二部，其下部曰蝸牛区 area cochleae 上部更分為前後二窩，前窩曰顏面神經区 area nervi facialis 後窩曰上前庭区 area vestibularis superior 顏面神經管即始於顏面神經区，亨穿入骨質，進於前庭之上，彎曲即究其方向，從鼓室之上部，下行其後方，呈方形，終於基乳孔（在前面之顏面神經管裂孔即從屈曲部而分岐之小管之外口也。

內聽道兩張形隆起之間，有張形下窩，附着硬腦膜，內耳門之外方，與S狀溝之間部，有裂隙，曰前庭導水管外口。

錐骨下前面向頭蓋外，以前稜與下稜為界，大半以鼓室部破壞，僅存粗糙小面。

下後面中央有頸動脈管外孔 Foramen Caroticum pexternum 內頸動脈 arterie Caraticus 始於此，外口彎曲上昇，進於前內方，稍下行終於內孔，穿此管之上壁，通入鼓動脈及頸鼓神經，頸動脈外門之直後，有岩樣部小窩，受容舌咽神經節，穿窩底入鼓室之小管，曰鼓室小管下口 Cana Liculus tymponicus 通舌咽神經之鼓室神經，岩樣部小窩之後方，有漏斗狀小口，曰蝸牛小管外口，其外側有大且深之窩，曰頸靜脈窩，其後緣即頸靜脈截痕，此窩之前壁有小溝，曰乳頭小管（或為小溝）通迷走神經耳枝，橫過顏面神經之部，開口於鼓乳破裂，頸靜脈窩之外方，有細長突起曰莖狀突起 processus styloideus 為莖狀舌骨筋，莖狀舌筋，莖狀咽頭筋，莖狀舌狀靭帶，莖狀顎靭帶之附着部，此突起之後方有孔，曰莖乳孔，為顏面神經管之外口。

顳顬骨之發生，初生兒由基礎部側佗鼓輪之三片分離，後固化骨完全始癒合。

- 1. 顳顬鱗
  - 1. 緣
    - 後緣 }
    - 上緣 } 顳頂緣……顳頂截痕
    - 前緣……楔狀緣
  - 2. 外面
    - 1. 顴骨突起……顴骨弓
    - 2. 下顎關節窩
    - 3. 鼓膜結節
    - 4. 窩後突起
    - 5. 關節結節
  - 3. 內面（腦面）
    - 1. 腦隆起
    - 2. 指狀压痕
    - 3. 硬腦膜動脈溝
    - 4. 岩鱗破裂

顳顬骨

- 2.乳樣部
  - 1.外面
    - 1.乳头孔
    - 2.後头動脈溝
    - 3.乳头截痕
    - 4.乳头突起
      - 乳头竇
      - 乳头蜂窩
  - 2.内面……シグユ狀溝
  - 3.上缘……与顳顬骨乳樣隅为関節
  - 4.後缘……後頭缘.
- 3.鼓室部
  - 1.前面後面
  - 2.尖端
  - 3.基底……外耳門外聽道
  - 4.上缘……岩鱗及岩鼓破裂。
  - 5.下缘……鼓乳破裂.

4,岩様部又名錐体岩様骨

- 1,基底
- 2,尖端 ～～～ 頸動脈管内口
- 3,上稜 ～～～ 上岩様溝
- 4,前稜
  - 1,筋喇叭管
  - 2,筋喇叭管中隔
  - 3,喇叭半管
  - 4,鼓膜張筋半管
- 5,後稜
  - 1,頸靜脈孔
  - 2,下岩様溝
  - 3,岩様後頭裂隙
- 6,前面
  - 1,鼓室天蓋
  - 2,鼓室天蓋下突起

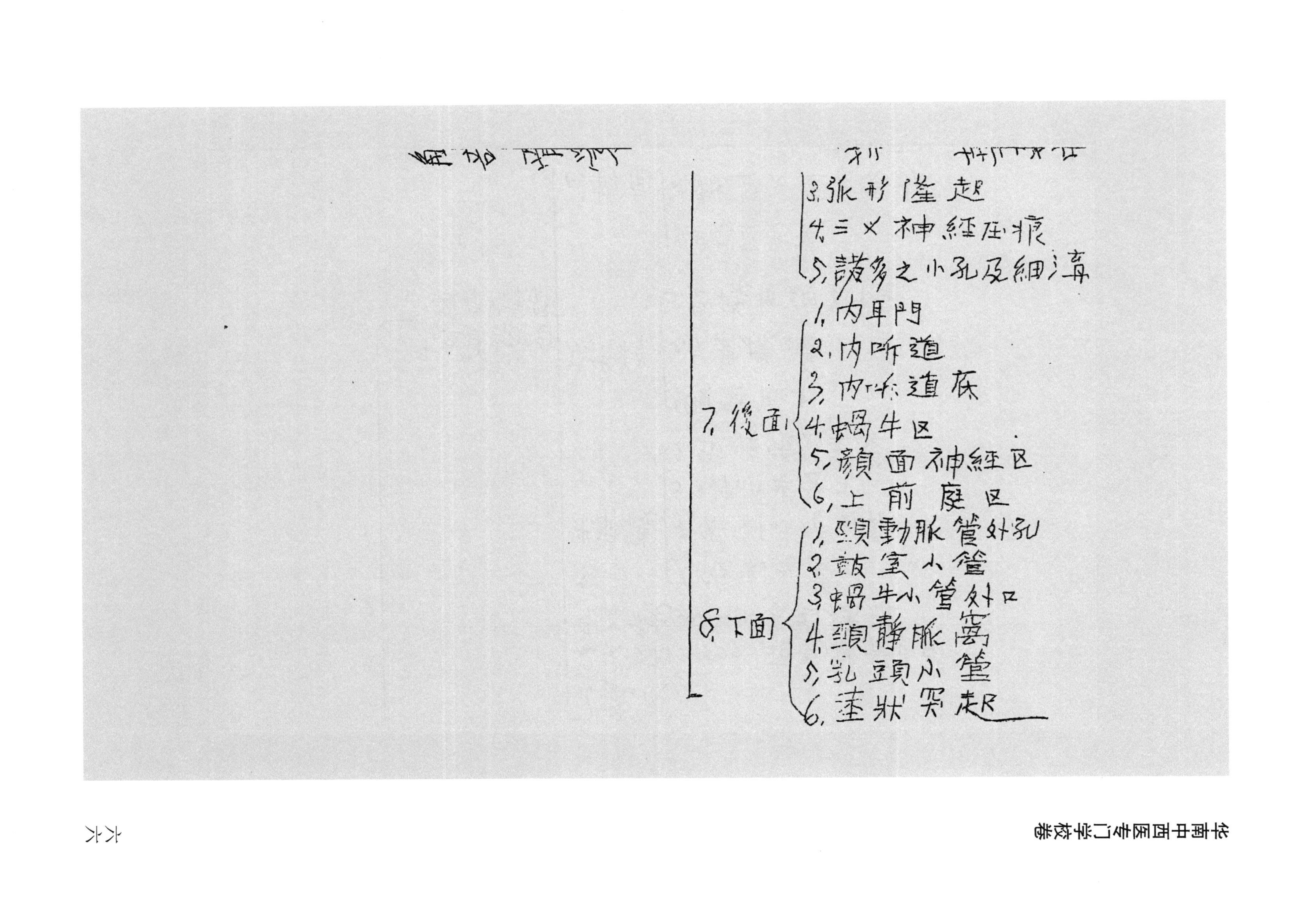

3.張形隆起
4.三叉神經压痕
5.許多之小孔及細溝

7.後面
1.内耳門
2.内听道
3.内听道底
4.蝸牛区
5.顏面神經区
6.上前庭区

8.下面
1.頸動脈管外孔
2.鼓室小管
3.蝸牛小管外口
4.頸靜脈窩
5.乳頭小管
6.莖狀突起

4.顱頂骨 Os parientale Seitenis antabein

Scheitelbein

顱頂骨有一對。形如方板。位於前頭骨與後頭骨之間。占頭蓋頂之大部分。有四隅。四緣。及二面。

四隅　為前頭隅。(與前頭顖門一致)後頭隅。Anguluac Occipitaliac(與小後头顖門一致)楔狀隅。Angnlnca Sphenacahlica(與楔狀骨腦門一致)乳樣隅 Angnluca Mastoislenca(與乳头顖門一致)

四緣　内緣曰矢狀緣 Margs Sayittalica 與對側之顱頂骨縫合。(矢狀縫合)。前緣曰冠狀緣。Margs Coronalica 與前頭骨縫合。(冠狀縫合)。外緣曰鱗狀緣。與顳顬骨鱗狀部縫合。後緣曰後頭緣。與後頭骨縫合。

外面　即顱頂面。Fasiesa Parietalica 突隆。中央最著。曰顱頂結節 Inbeca parietale（化骨核發生部）其下方有線。曰顳顬線。呈弓形。從前緣向乳樣隅。此線有上二条。上線即上顳顬線為顳顬筋膜附着部。下線即下顳顬線。為顳顬筋附着之上界

内面　即腦面。凹陷。有腦隆起。指狀压痕。及中硬腦膜動脈溝。腦隆起。指狀压痕不顯著。中硬腦膜動脈溝。頗著明。有二条。一從楔狀骨而上行。一從鱗狀緣之中央而上行。次第分成樹枝狀枝別。又沿矢狀緣而走之淺溝。曰矢狀溝。其內緣有數多小窩。曰顆粒小窩。其後方有通血管之孔。曰顱頂孔。乳樣隅之內面有淺溝曰横溝。為後頭骨横溝之一系。

發育　化骨核只有一个。在顱頂結節处。

- 1.四隅
  - 前頭隅——前頭顖門相一致
  - 後頭隅——後〃〃〃〃
  - 楔狀隅——與楔狀顖門相一致
  - 乳様隅——與乳頭〃〃〃〃
- 2.四縁
  - 内縁——矢狀縁——矢狀縫合。
  - 前縁——冠状縁——冠状縫合。
  - 外縁——鱗狀縁
  - 後縁——後頭縁
- 3.外面——顱頂面
  - 下顳顬縁——顳顬筋附着部
  - 上〃〃〃——顳顬筋膜附着部。
  - 顱頂結節——化骨核發生部。

3. 內面—腦面
- 腦隆起
- 指狀壓痕
- 中硬腦膜動脈溝 ～～ 1. 從楔狀骨而上行（後部之溝）；2. 從鱗狀緣之中央而上行（前部之溝）
- 矢狀溝 ～～ 前者之分枝而矢狀緣而走之淺溝
- 顆粒小窩 ～～ パキヲニ——氏顆粒小窩。
- 顱頂孔 ～～ 血管孔（靜脈）
- 橫溝 ～～ 後頭骨橫溝之系。

4. 前頭骨 Os Piantalica Stirubein

前頭骨位於頭蓋之前部。從鉛直部（前頭鱗）與水平部（鼻眼窩部）二部合成。前頭鱗為頭蓋頂之一部分。鼻眼窩部為頭蓋底之部分。

前頭鱗 Sqnama frontalica, Stirn feinsehnppe. 貝殼形。區別為內外

二面及缘。

缘　後缘中部略似锯齿，接顱顶骨前缘。两侧方则与楔状骨大翼缝合，曰楔状前頭缝合。

下缘接鼻眼窩部。

外面　滑泽凸隆，分前頭与颞顬面。分界之線粗糙弯如弓，曰颞顬線。此線之後端与顱顶骨颞顬線相連。前頭面之最突隆处，曰前頭结接節，左右角獣发育殊特别。其下方有与上眼窩缘並行之半月状鈍隆起，曰眉弓（但眉毛之位置，在眉弓之下，適当上眼窩缘）。两眉弓間有平坦小区，曰眉間。上眼窩缘之外方，有突出於下方突起，曰顴骨突起。与顴骨缝合，此突起之上方，連接颞顬線

内面　即脑面。凹陷。（前頭結節部最著明）有指状压痕。脑隆犮，但不著明。

其他尚有從顱頂緣下部而上昇之硬腦膜動脈溝。又中央部有分昇隆起緣。曰前頭櫛。為硬腦鎌狀膜之附着部。該櫛之下部向上漸分為二脚。其間有溝。曰矢狀溝。其上端聯絡顱頂骨矢狀溝。此溝上方具有數个針頭大小窩。受容蜘蛛膜絨毛。曰顆小窩。又櫛之下端呈短溝。有篩骨盲孔。

鼻眼窩部 自兩側眼窩部及鼻部而成。其間有大篩骨截痕。受容篩骨篩板。

眼窩部 為薄方形板。上面即腦面。突隆。有著明指狀压痕、腦隆起。下面滑澤凹陷。合楔狀骨小翼。構成眼窩天蓋。前緣即上眼窩緣。接前頭鱗。外緣與顴骨及楔狀骨大翼縫合。內緣分內外二板。其間現蜂窩。外板與淚骨及篩骨紙板連接。(前頭篩骨縫合)現前後篩骨孔(前孔在前頭篩骨縫合。或前頭骨。後孔在紙板與楔狀骨体之間)內板與篩骨篩板縫合。而前頭骨之蜂窩連接於篩骨蜂窩。後緣之內部薄。與翼狀骨小翼縫合。外部厚。與楔狀骨大翼縫合，故名之曰楔狀緣。上眼窩緣之內方。有一个截痕。或二個之孔。其中间內側者淺。曰前頭截痕。或前頭孔。外側者較深。曰上眼窩截痕。或上眼窩孔。各通同名神經及血管。眼窩面(下面)有二个小窩，一名滑車窩，在前頭截痕之後內方。為上斜筋滑車之附着部。(又屢屢不呈窩而成棘者，曰滑車棘)

二、名淚腺窩。位於大顴骨突起之後方。受容淚腺。

鼻部　位前頭鱗之下部。兩眼窩部之中央。為篩骨截痕之前緣。後方移行於眼窩部之內緣。前頭竇孔開口於此(經篩骨蜂窩穿通鼻孔)。前頭竇者。在內外兩板之間。而被以粘膜之腔也。上方達前頭結節。以中隔分而為二。鼻部之前側(鼻緣)凹陷粗糙。與皮骨及上顎骨前頭突起縫合。中央有長突起。曰前頭棘。接於鼻骨之後面及篩骨鉛直板。(在發育旺盛者。鼻棘之後面現三溝，中央溝接於鉛直板。兩側溝為鼻腔

前壁之一部分)

前頭骨。與顱頂骨。顴骨。楔狀骨。上顎骨。淚骨。篩骨。縫合。

發育 前頭骨從存於前頭結節部骨核而發育。最初上部遠離(初生兒分二半)顱頂骨合顱頂骨造大顖門。至第二年始癒合。又有前頭縫合永久不癒合者。曰十字頭蓋。又名前額頭蓋。眼窩篩者在於眼窩下面之多数小孔也。獨逸人 3.7% 南(スダーン)土人 3.5% 日本人 19.7%

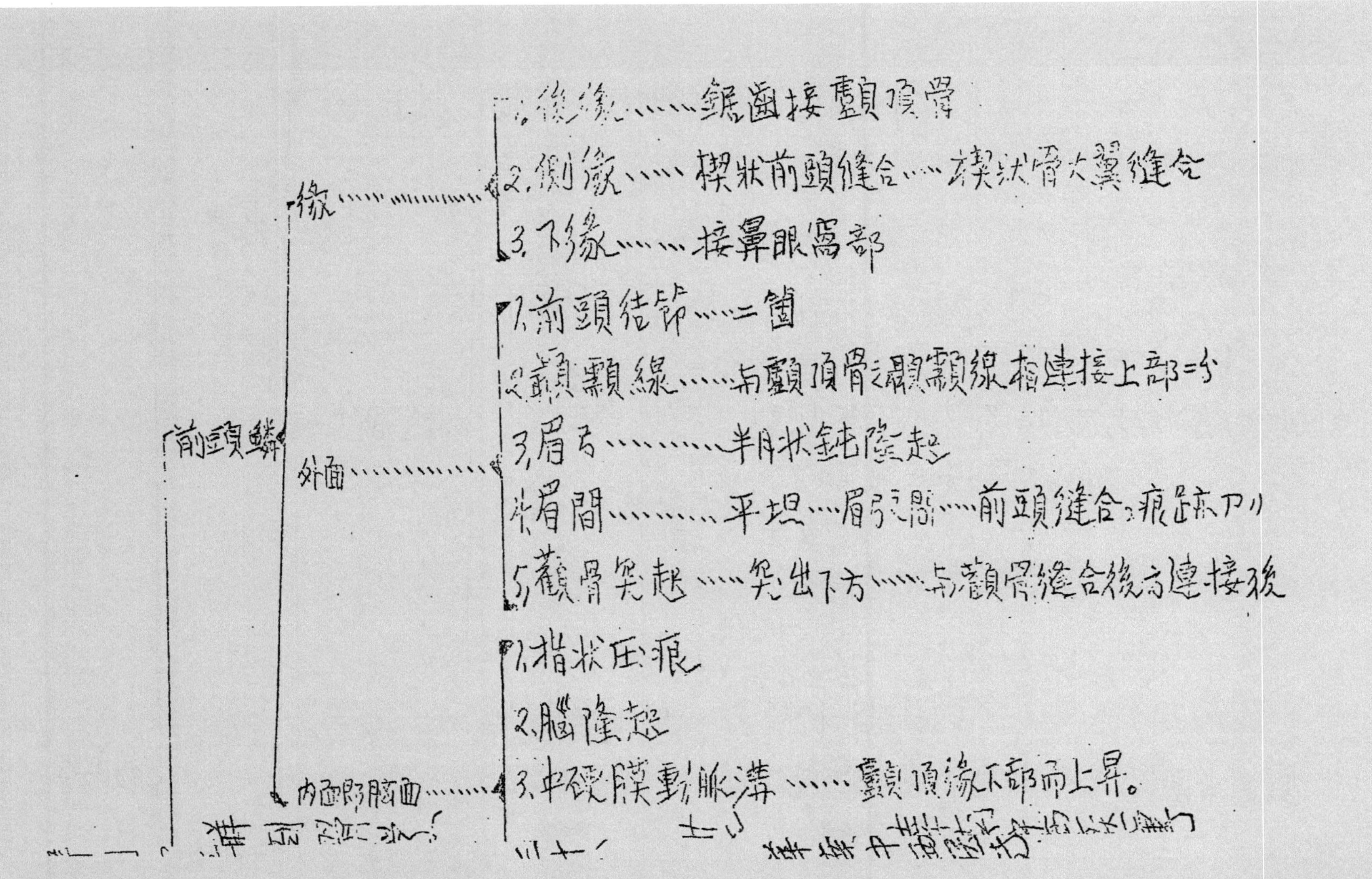

前頭鱗

- 縁
  - 1.後縁……鋸歯接顱頂骨
  - 2.側縁……楔狀前頭縫合……楔狀骨大翼縫合
  - 3.下縁……接鼻眼窩部
- 外面
  - 1.前頭結節……二箇
  - 2.顳顬線……与顱頂骨之顳顬線相連接上部二分
  - 3.眉弓……半月狀鈍隆起
  - 4.眉間……平坦……眉弓之間……前頭縫合之痕跡アリ
  - 5.顴骨突起……突出下方……与顴骨縫合後方連接後
- 内面即脳面
  - 1.指狀圧痕
  - 2.脳隆起
  - 3.中硬膜動脈溝……顱頂縁下部而上昇。

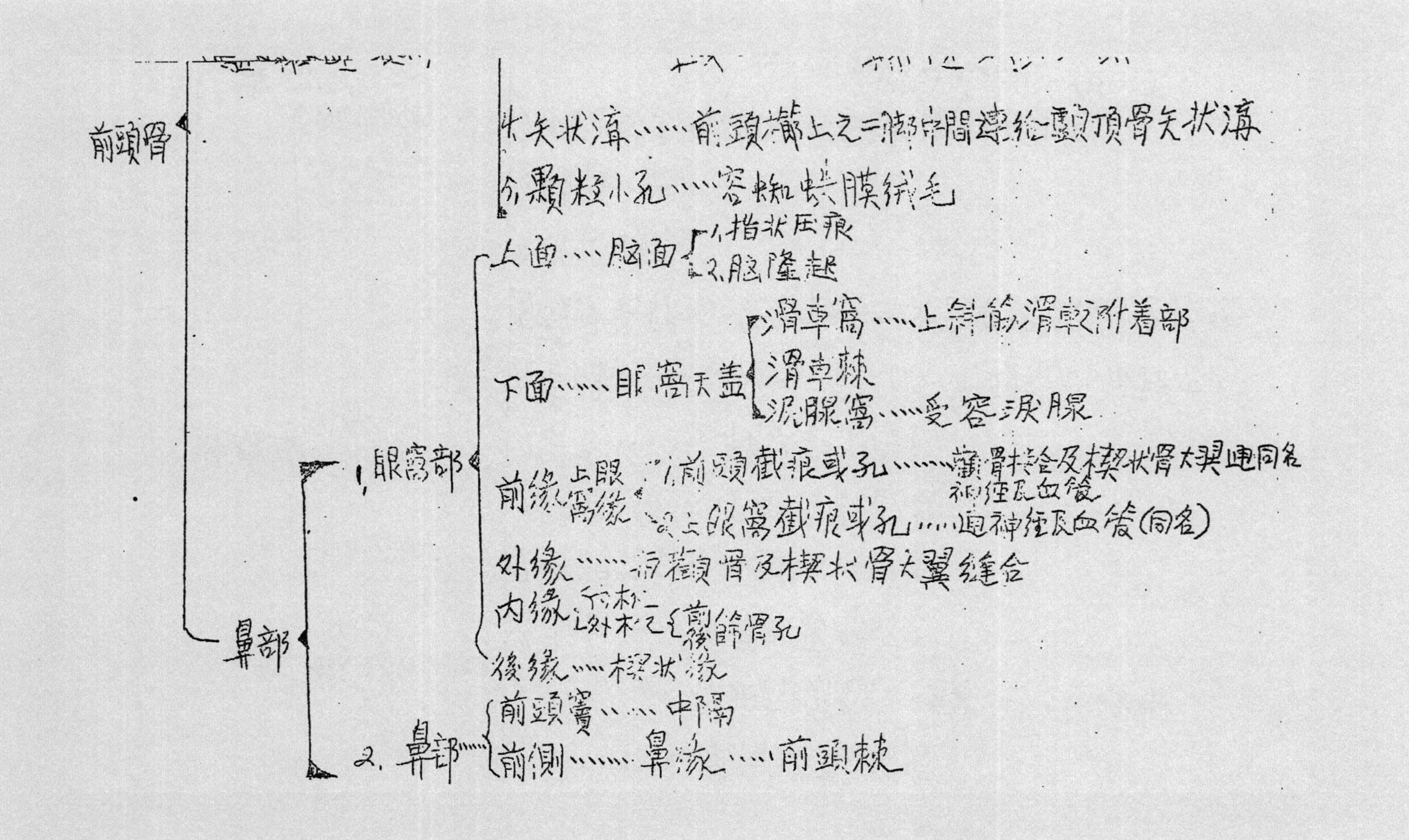

前頭骨

矢状溝……前頭鱗上之二腳中間連絡顱頂骨矢状溝
分顆粒小孔……容蜘蛛膜絨毛

1.眼窩部
上面……脑面
1.指状压痕
2.脑隆起
下面……眼窩天盖
滑車窩……上斜筋滑車之附着部
滑車棘
淚腺窩……受容淚腺
前緣 上眼窩緣
1.前頭截痕或孔……額骨枝及楔状骨大翼通同名神経及血管
2.上眼窩截痕或孔……通神経及血管(同名)
外緣……接顴骨及楔状骨大翼縫合
内緣 1.内末 2.外末之 前後篩骨孔
後緣……楔状緣

鼻部
2.鼻部
前頭竇……中隔
前側……鼻緣……前頭棘

（6）篩骨

篩骨為複雜骰子形之骨。從薄骨而成。位於頭蓋底並兩眼窩之间。佔據骨鼻腔之上部。其稱篩板部者。在頭蓋腔與鼻腔之间。恰如篩狀。穿過嗅神經纖維。此骨從前方視之。由十字形縱横二板合集。横板之兩緣有蜂窩狀骨塊下垂。區别之為篩骨鷄冠。(縱板之上小部)鉛直部。(縱板之下大部)篩骨迷路。(縱横板之兩緣而下垂之部分)

鷄冠 Crista galle Hahnen kamm 即縱篩板之中央。突出於頭蓋腔三角形之突起。前方合前頭櫛而造盲孔。Foramen caecum 以容硬腦膜突起。盲孔兩側有延長於前方突起。曰翼狀突起。

鉛直板 Lamina perpendicularica 為斜方形之薄板。從篩骨下面下垂於鼻腔中央。作鼻腔中隔之上部。後緣上半接楔狀骨櫛。下半接鋤骨。前緣接於前頭鼻部及鼻骨。下緣接鼻中隔軟骨。

篩板 Lamina cribrosli Sibbein platte 為長方形板。位於水平。嵌於前頭篩骨截痕與楔狀骨體之間。向雞冠分為兩半。上面凹陷載鼻嗅球。且約有十五個小孔通嗅神經前篩骨神經血管。

篩骨迷路 Labyrinthica ethmoidalica 即以極薄小骨板。構築數个之小腔。腔內被以粘膜。(亦名篩骨蜂窩 Cablulae ethmoidaleca) 分前中後三部。篩骨蜂窩外面以紙板。內面以上及甲介被覆之蜂窩之後部。接楔狀骨體及口蓋骨眼窩突起。上部接前頭骨。下部接上顎骨。前部接淚骨蜂窩。篩骨蜂窩之前部。有薄板向下後方。橫過上顎竇口。連接下甲介骨。此突起名之鉤狀突起。processnca uncinatnca。

紙板為長方形薄板。被覆蜂窩之外面。前緣與淚骨縫合。上緣與

淚骨縫合。上緣與前頭骨眼窩部縫合。有前後二孔。曰前篩骨孔。後篩骨孔。後二此孔通於篩板上面之小管，曰篩骨管。下緣與上顎骨眼窩部縫合。後緣與楔狀骨体及口蓋骨縫合。

上及中甲介 Concha nasalica superior et media 於篩骨蜂窩之内。於鼻腔上部之側壁。其質粗糙而卷，內面突隆。前部無裂隙。後部有裂隙通於後篩骨蜂窩。上甲介之上部。有門形小骨板。曰最上甲介。上甲介之上方及前方。有無數小溝或管。散布於下方，乃嗅神經所經過之道也。中甲介之下部有彎曲裂隙。曰漏斗。前篩骨蜂窩即開口於此。漏斗直通前頭竇。其下口曰半月狀裂口。漏斗頭之上方又有篩骨胞。

篩骨之鄰接諸骨。爲前頭骨，楔狀骨，上顎骨，口蓋骨，淚骨，鋤骨，下甲介骨。而前頭骨以內於與篩骨板縫合。外於與紙板縫合。兩骨之蜂窩。通至相交通。又鉛直板之前緣。插入鼻部中央溝中。淚骨位於紙板前面。補塞蜂窩外側。顎骨以前緣與鉛直部分下緣連接。共為鼻骨中隔。楔狀骨嵌其鉛直部分後緣相接。楔狀骨體前覆蜂窩外側。上顎骨以眼窩部內緣與紙板下緣結合。淚骨以眼窩部突起與紙板後緣連接。下甲介骨以篩骨突起與鈎狀突起連接。

篩骨

- 1. 雞冠
  - 盲孔……管硬腦膜突起（大腦鐮前端，附着於三角形突起）
  - 翼狀突起
- 2. 鉛直板
- 3. 篩板——篩孔載嗅球……通嗅神經纖維
- 4. 篩骨迷路
  - 1. 前後篩骨孔
  - 2. 篩骨管
- 5. 上及中甲介
  - 1. 漏斗……前篩骨蜂窩開口於此
  - 2. 最上甲介
  - 3. 半月狀裂口
  - 4. 篩骨胞

(7) 下甲介骨 *Concha nasalica inferior* 一對。

下介骨為附着鼻腔側壁之小骨，形狀類似篩骨甲介。位於中甲介之下方。区别之为内外二面，上下兩緣。

内面　　突隆向鼻中隔

外面　　凹陷向鼻腔壁

下緣　　遊離而厚

上緣　　前部附着於上顎甲介櫛。後部附着於口蓋骨甲介櫛。中部有突起。一曰上顎突起，鉤状向下方，附着上顎裂孔之下緣。曰二淚骨突起。向上方接淚骨下端，成鼻淚管。曰三篩骨突起，最小在淚骨突起之後方，接篩骨之鉤状突起。

1. 内面……突隆向鼻中隔
2. 外面……凹陷向鼻腔壁

3. 下緣……遊離面厚

4. 上緣
- 1. 上顎突起。
- 2. 淚骨突起。
- 3. 篩骨突起。

(8) 淚骨 Os lacrimale phraenen bein 一对。

淚骨位眼窩内壁前部，為極薄方形狀板。有内外二面，上下前後四緣。

外面，即眼窩面。滑澤，有縱隆起，曰後淚嵴。其下端彎曲於前方者，曰淚骨鈎。此突起與上顎骨合圍擁鼻淚管上之口。後淚嵴之前部有淚溝，上部淺下部深，與上顎骨淚溝合成淚囊窩。下方為鼻淚管。内面即鼻面，現蜂窩痕跡，被覆篩骨蜂窩前部。上緣連前額骨前緣，連上顎骨前頭突起。後緣連篩骨紙板。下緣及鈎狀突起連於上顎骨眼窩面，組成淚管之下端，連下甲介骨。

淚骨

1. 外面即眼窩面
   - 1. 後淚嵴
   - 2. 淚骨溝
   - 3. 淚囊窩
2. 內面及鼻面
3. 上緣——連前頭骨
4. 下緣——與上顎骨眼窩面
5. 前緣——連上顎骨前頭突起
6. 後緣——連篩骨紙板。

(9) 鼻骨 Os nasale, Nasenbein

鼻骨一對。位於鼻背。小長方形。區別為前後二面。上下兩緣。上緣厚而狹。與前頭骨鼻部結合。下端廣而薄。為梨子狀孔之上緣。連於鼻側軟骨及鼻中隔軟骨。前面上部凹陷。下部突隆。後面有微溝。曰篩骨溝。通篩骨神經。內緣與對側之同名緣癒合。其上部接於前頭骨鼻棘。外緣與上顎骨前頭突起癒合。

又鼻骨有一个或数个小孔。穿通前後。

鼻骨一對
- 1.前面……上部凹陷下部突起
- 2.後面……篩骨溝通篩骨神經
- 3.上緣——與前頭骨鼻部癒合
- 4.下緣——梨子状孔之上緣連接鼻側軟骨及鼻中隔軟骨
- 5.內緣——與對側同名緣癒合其上部接前頭骨鼻棘
- 6.外緣——上顎骨前頭突起

10. 鋤骨 Vomer pflngscharbeein

鋤骨為無對之薄菱状板。乃鼻中隔之大部分也。亦兩面四緣。上緣稍厚。以深之状溝連接於楔状骨嘴。其兩側有擴張於側方之鋤骨翼。下緣連鼻櫛。前緣長而向前上方。其上半部。與篩骨之鉛直板連接。下半部與鼻中隔軟部連接。後緣短而遊離。兩側面有走於前方之淺溝。通鼻口蓋神経及血管。

菱状板鋤骨
- 1. 上緣……鋤骨翼……連接楔状骨嘴
- 2. 下緣……連鼻櫛
- 3. 後緣……短而遊離
- 4. 前緣……長向前上方
  - 上半部……篩骨
  - 下半部鼻中隔
- 5. 側面
  - 有走於前方之淺溝
  - 通鼻口蓋神経及血管

六、顔面骨

颜面骨即上颚。口盖骨。颧骨。下颚骨。舌骨等是也。

颜面骨
1. 上颚骨 一对
2. 口盖骨 一对
3. 颧骨 一对
4. 下颚骨
5. 舌骨

(1) 上颚骨 Maxilla oberkiefer 一对

上颚骨为颜面骨之主要骨。上方向眼窝。下方向口腔。内方向鼻腔。后方向下颚颧窝及翼状口盖窝。骨中有大空洞，曰上颚窦。又名ハイモル窦，为鼻腔之一部。被以粘膜[illegible]一体。四突起。体楔状，锥体向下方。曰突起曰前头突起。颧骨突起。齿槽突起。[illegible]突起是也。

生理学

《生理学》引言

《生理学》为华南中西医专门学校教材之一，编者不详。现仅存“消化生理”的第一节“消化液”共34页内容，主要分为两部分，一是“消化液之普通性状及分泌”，二是“各种消化液之性状及分泌”。所介绍的消化液包括“唾液”“胃液”“膵液（即胰液）”“胆汁”“肠液”五种，每种消化液均从性状、成分、作用、分泌方式等方面加以阐述。

生理學　Physiologie

消化生理　Verdanungsphysiologie

消化之目的，在於使食物中複雜分子化為簡單分子，不溶解者可以溶解之，不吸收者可以吸收，以營養為同化作用。既吸收後，或供給於體內勢力之貯蓄，或應用於各器官組織之構造，不吸收者則排泄之。蓋食物成分與身體成分不同，不能不以固有機轉將異種物質變為同種物質也。此機能有二，別為化學的與器械的。化學機轉原於消化液中之酵素，器械機轉原於口腔及消化管之器械作用。

第一節　消化液　Verdanungssafte

（即化學的消化）

甲　消化液之普通性狀及分泌

Über die Eigenschaften und die Absonderung der Verdanungssafte imallgemeinen

生理學　　　年　　　[illegible]

一、普通性状 Allgemeine Eigenschaften

消化液乃消化腺及消化管上皮產生之液体，注入於消化管内者也，有唾液、胃液、腸液、膵液、胆汁等，其反应除胃液为酸性外，餘俱为盐基性，其成分为水分、溶解之無机盐類、少量之有机物，有机物中消化酵素及其他賦有消化液以特異性質者，血液中無之，有之亦不过極少量，皆因消化腺之特别分泌而生，曰特異分泌成分 Specifische Sekretbstandteile，如胆汁之胆汁酸及胆汁色素，胃液之盐酸及Pepsin等，俱係特異成分，反是其他成分为水及溶解於水之無机盐類、有机物質等，血液中亦有之，曰分泌水 Sekretwasser

二 消化酵素 Die Verdanungsfermente

消化酵素以分解作用，将营養物分解为简单分子，其中分解蛋白質者，曰蛋白酵素 Proteasen，分解含水炭素者，曰含水炭酵素 Carbolysasen，分解脂肪者，曰脂肪酵素 Lipasen，蛋白質酵素在胃液中有pepsin、Labferment，在膵液中有Trypsin，在腸液中有Erepsin，含水炭素之分裂多糖者，有澱粉酵素Amylasen(即Diastase)唾液中Ptyalin膵液中Amylopsin是也，分裂複糖者有麦芽糖酵素Maltase乳糖酵素Laktase等現於膵液及腸液中，脂肪酵素釐現於胃液、膵液、腸液，分解中性脂肪为Glycerin及脂肪酸。

此等消化酵素当分泌時在腺细胞中为其前阶级物Vorstuten，無消化機能必经过一定之作用，始变为有效体，如propepsin、Prochymosin之变为Pepsin、Chymosin必须经过酸之作用，Proamylasen必须经过盐基之作用，膵液中Lipase必须经过胆汁酸之作用是也。其他又有特别能作体Specifischeaktivatoren，如腸黏膜中Enterokinase之對於Trypsin，钙盐之對于Lab是也。

三、消化液中之分泌 Die Absonderung der Verdauungssekrete

消化液之分泌，或为間歇性，或为时增时减之持續，即間歇时分泌细胞之作用亦非完全停止，其内部之化学的及理学的機轉無时間断，以準備分泌物腺细胞之分泌動作，可分为两種机能，一为分泌水之分泌，一为特異性成分之分泌。特異成分之分泌，復分为二期，一为分泌物之產出期，即细胞内分泌；一为分泌物排出期，此时分泌水与之共出，曰外分泌。在分泌物產生期间，腺细胞自腺液及周圍組織液攝取材料，產生特異成分，而填充於细胞内，细胞漸々增大，迨已成熟，則發生分泌動作，成为排出期。此时分泌顆粒向外排出，在腺腔Drüsenlumen中發生变化，成为消化液之特異成分。分泌液充满之大细胞，復变为分泌液缺乏之小细胞。但内外分泌期非绝對之分离，乃於分泌液排出後，细胞内即时構成新分泌物以補充之，復继續排出也。

特異成分之構成，现为小顆粒，曰分泌物顆粒Sekretgranula，至分泌間歇时集合於细胞内，成其特異的化学及理学性质，故细胞漸々增大。在分泌时，顆粒漸次消失，性质变化，细胞縮小。

分泌物顆粒即供給於特異成分之物质，第一为酵素，但非酵素本体，乃係前階級物，Prsfermente, zymsjene前階級物之移行於特異成分者，当排出时已成於细胞内或成於分泌水分泌期，或成於腺腔中，或成於腺輸出管，且有成於消化管内者。

分泌水之成分，非與血液相似，故其分泌，決非因血壓增高，直接以濾過機而分泌，或因滲透、膨脹及滲出等機轉而分泌，且不能有充分的說明，曷不說生活腺細胞之固有工作尤為必要也。分泌水之分泌力，現在所已知者，為腺細胞上皮及神經之影響。又有謂分泌力，原於細胞内成分（hormone）所特異成之，其產生者，現在尚未能確定。腺細胞内之分物，在腺腔中被催出於輸出器，而輸出於消化管。此輸出器乃成自腺細胞終端、表皮下肌肉及其間質腺上皮之一部分，亦原於輸出。

分泌机能之盛衰，與血液含量及血液性質有關，若血液缺乏或新舊交換之時，不過短期間繼續其分泌，蓋因腺之營養及分泌材料，皆來自血液也。当分泌時，養氣消費，炭酸釋、電氣及溫熱發生等机轉，同時並生，腺組織中動脈及毛細管俱擴張，血流因之迅速，血量自然增加。

一、分泌動作俱受神經系統之支配，可証明，分下列之遠心性神經。

1.血管神經 Gefassnerven：有血管收縮性及血管擴張性兩種，調節血液循環及血流含量。

2.運動神經 Motorische Nerven：主使腺細胞及輸出管之收縮奮興或停止。

3.固有腺神經 Spezifische Drusennerven：直接使腺細胞之分泌机轉停止或興奮。

凡消化腺皆含有腦脊髓神經及交感神經纖維，在腺神經中互相混和，其量之關係則不同，若將神經切斷，則分泌機能發生障礙或完全停止，刺激其末梢斷端，則分泌發生變化，分泌停止，刺激之可以誘起分泌腺。分泌中樞半存於脊髓及腦髓，半存於腺自家及其附近之神經節，腺細胞中樞之奮興根源於求心性神經之反射及射興奮，或由機械的、化學的、溫熱的或精神的刺激或直接源於血液的內物質(Hormone Sekretine)並吸收之，分泌成分及其代謝產物，吸入之消化產物及營養成分等，是為經体液血液而興奮(Humorale, Hämatogen Erregung)

二、各種消化液之性狀及分泌 Die Eigenschaften und die Sekretion der Verdauungssäfte in Speziellen.

唾液 Speichel

1 唾液之性狀及分泌情形

唾液之分泌，來自口腔粘膜之小唾液腺及口腔近之三對大唾液腺(耳下腺、舌下腺、顎下腺)，因其構造不同，成分亦各異，可就其分泌液之特性分為二類，產生含有粘素Mucin之黏稠性分泌液者，曰粘液腺Schleimdrüsen，產生含有蛋白質之稀薄分泌液者，曰漿液腺或曰蛋白腺(Seröse od. Eiweissdrüsen)，然此兩腺非截然分離，各腺中俱有粘液細胞及漿液細胞，惟其數有不同耳，兩種分泌細胞同等存在者，曰混和腺 Gemischte Drusen 三對大唾液腺中，耳下腺在人類及哺乳動物為純漿液腺，顎下腺及舌下腺在人類為混合腺，肉食類主為粘液腺，齧齒類為漿液腺。

人類之耳下腺分泌液時而透明，時因炭酸鈣之沉降而混濁，稀薄如水，無牽絲性，有少量之上皮，反應為鹽基性或中性或弱酸性，比重1003至1012，特異成分有蛋白質、糖化酵素、Rhodankali 等。

顎下腺分泌液分泌時，稀薄如水，其後則粘稠，反應對於試驗紙為鹽基性，比重1003，特異成分有粘素、蛋白質、糖化酵素及少量之 Rhodankali。

舌下腺分泌液為粘稠之鹽基性液體，含有粘素甚多，亦有 Rhodankali，含水量與顎下腺相等，有機成分則較少，鹽基反應亦較顎下腺[強?]，普通唾液由上所述三種唾液之分泌液及多數小腺之分泌液，混和而成，是為混和唾液，人類唾液無色或淡青色，無臭，稍微混濁之粘滑牽絲性液體，少放置之則分為透明之上層及混濁，黄，白色之下層反應上為弱鹽基性，然中性者有之，弱酸性者亦有之，比重1.002乃至1.009，混和唾液之特異成分為蛋白質粘素酶素酵素(ptyalin, maltase, oxyl-ase) Rhodan等，其他有種々無机鹽類氣体阿母尼亞，硝酸尿素葡萄糖等。

從來之定量分析人类混和唾液，含水有百分之98.8至99.5，固体有百分之0.1至0.4，Rhodan有百分之0.002至0.006

2. 唾液之作用

唾液有机械的作用，及化学的作用，而以機械的作用為主体，可就比較解剖学而証明之，例如動物唾液腺之大小而与其食物之化学成無関，而与其食物之物理学性狀有関，草食動物之食物乾燥需用水分甚多，故其唾液大，魚类之食物無需水分之潤浸，故其唾液腺甚小。

A. 機械的作用

此作用原于唾液之水分及粘液质，当咀嚼时，食物可藉以浸润，或与粘液混和之，构成食团Bissen使其易于咽下，食物中有溶性盐类及营养分，则可借以溶解而抽出，使味觉兴奋，并因此而引起多量唾液及胃液之分泌。

B，化学的作用

唾液中含有糖化酵素ptyaLin以水解作用，分解淀粉为糖，虽极少量，亦能使淀粉摄取水分，分裂为小分子，对于生淀粉分解较难，熟淀粉甚易，试将煮熟之淀粉糊与唾液混和，放置体温之温度，少时后即化为可溶性淀粉糊Amylodextrin，混浊液体成为透明液体，遇碘现为青色，再放置之，即复生变化，遇碘现在棕红色，是为红色淀粉糊Cerglradextrin，更放置之，遇碘不生变化，为无色淀粉糊Achroodextrin，最后成为麦芽糖，葡萄糖，可用本氏法证明之。

糖化作用最適合之溫度，為三五—四五度，七五度以上，則Ptyalin破壞而作用不生。

糖化作用亦與食物之反應有關。弱酸性反應時最強，中性次之，鹽基性最弱，然酸性不可過一定之限度，例如鹽酸以0.001%為適當，乳酸醋酸以0.01%為適當，若鹽酸至0.02%以上，則Ptyalin作用不生，乳酸醋酸等可增至鹽酸之十倍至二十倍始有害，故Ptyalin入於胃中，多被鹽酸分解而無用，然蛋白質消化產物有調和酸性之作用，故Ptyalin雖至胃中亦不至完全失其能力。

三、唾液之分泌

A. 組織的變化　　Histologische Veränderungen

當唾液分泌時，各腺有形狀的變化，可用顯微鏡觀察之。漿液腺在未分泌之先，有強屈光性顆粒，充滿于全細胞中，細胞形大而黑暗，界限不明，分泌動作時，則顆粒移行於腺腔外端，有顆粒缺少之部，最後顆粒完全排出，細胞空虛而縮小，兩細胞間有顯明之側邊為之畍限。

粘液腺在未分泌之先，細胞形大，其中有数弱屈光性含暗色，小顆粒充滿之，分泌動作，則此顆粒漸々消失，溴出于腺腔，吊鄰細胞之顆粒集合，但細胞原形質內尚有小数著明之顆粒現出，是蓋因原有之分泌物既排出後，原形質中復構成新顆粒，以準備之分泌也。

B. 唾液分泌之興奮 Die Erregung der speichelabsonderung

唾液之分泌平常関于反射机轉，誘起反射之刺戟，如下：——

食物輸入時，口腔粘膜因机械的，化学的，温热的刺戟，所誘起之直接興奮，又感覚器官之視覚，嗅覚，味覚，或食物想像時所誘起之間接興奮 Pawlow 氏將前者定名為無條件的反射 Unbedingte Reflexe，後者定名為有条件的反射 Bodingte Reflexe，無条件的反射，来的先天性，不受大腦的支配，除去大腦之動作，亦有此反射，泌反射之由来多原於食物攝取，或咀嚼時，口腔粘膜與食物相接觸而生，亦可以人工的刺戟而但，口腔粘膜中神經分配不同，故各部之刺激反射性亦異。有条件的反射，属於後天性，多因練習及經驗而得，受大腦的支配，除去大腦之動作，等時反射純係精神的作用，此反射與奮無庸食物之觸接於口腔粘膜，只因視覚，嗅覚，或想像即可發生。

C. 唾液量 Speicnelmenge

一日間唾液量，甚有变動，多因理学的化学的性状而不同，且因精神的机转而受影响，人類一日間分泌量約計500—1000gr 植食動物，因其食物難於咽下，須因唾液甚多，一日間分泌量，牛馬等約計40–60Kgr. Sammerfeld氏就患有食道瘻管的女子，所观察糖100gr，可生唾液200gr，牛乳120gr可生200gr，羹等混和食物800gr，可生800gr

D. 唾液腺之分泌神經　Innervationder speicheldrusen.

唾液受二種神經之支配，一為頭部副交感神經 Cerebraler parasynpathicus 一為交感神經 Synpathicus，此等神經方面，調節血液之輸入腺內，一方面使腺細胞之分泌興奮。

頷下腺及舌下腺之頭部副交感神經，出自中間神經 N. interinediums 核，與顏面神經混和，複分為鼓索神經 CHordaTympani，入於舌神經 N. LingualLis 在 LangLey 化神經節成為新 Neuron 分配於腺細胞及血管。

耳下腺之頭部副交感神經，亦發自中間神經核，入於舌咽神經 Glossopharyngens，經過鼓室神經 N. Tympanieus 小淺岩樣神經 N. Petrosus Superficialis，經達至耳神經節 Ganglion Otieum 構成新 Neuron 成為耳顳顬神經 N. auriculotemparolis 入於耳腺。

交感神經纖維出自第一至第三胸髓，成為頸部交感神經，入上頸部交感神經節，構成新Neuron向外頸動脈，共分部於各腺細胞及血管。

試將鼓索神經或舌神經切斷，刺戟其末梢，斷端則靜止狀態之唾腺發生分泌；容積減少，同時血管擴張，血球旺盛，繼續製造分泌物，其分泌液稀薄，若豫將Atropin注射，再加刺戟時，血管雖擴張，分泌則不發生。

頸部交感神經，被刺戟時血管雖有收縮現象，分泌亦可發生，其所分泌液体粘稠而濃厚，是為交感神經之唾液，由上之試驗觀之，鼓索神經及交感神經皆有唾液分泌神經纖維可知矣，Heidenhain氏謂前者為分泌神經Trophische Neuron其實後者亦不外乎分泌神經也。

胃液 Magensaft

一、胃液之採取，胃液之採取法有三：——

1.係用咽頭消息子 Schlundsonde，自胃採取之，此等胃液多混和食物唾液腸液等而不純粹。

2.係將動物之胃粘膜剝離切碎以稀鹽酸水浸出之。

3.係用胃漏管 Magenfistel，採取純粹胃液，有名者為 Powlow 氏，其法有二，一為係將胃之一部分離，不斷其神經，連絡作成小胃 Keiner Magen 縫合於腹壁，使開口於外以採取胃液。二係胃漏管以外復作一食道漏管 Oesophagusfistel，食物咽下時，自食道漏管漏出。

二、胃液之性狀及成分

純粹胃液透明無色無臭而帶酸味之液体，比重，在狗胃液1.002至1.006人胃液1.008至1.0085。

特異成分有游離鹽酸，人類胃液約有0.3%，狗胃液含量較多。蛋白質消化酵素pepsin在胃腺為其前階級物，曰Pepsinogen，遇鹽酸始成為pepsin。凝乳酵素Labferment、脂肪分裂酵素Magenlipase在胃腺中亦為其前階級物，遇鹽酸之作用始變為有效体。其他有黏質、混和物，及少量之無机鹽類。

三、胃液之作用

A、pepsin及鹽酸

Pepsin為胃液之紧要酵素，能消化蛋白質，發生分解產物，使擴散增加，水及稀薄酒精，可以溶解，沈降性減少。可人工胃液kunstliche Magensaft試驗之，試取纖維素，加入人工胃液，放置四十度溫箱中數時間後則分裂為Albumosen後peptone，用硫酸錏沈降法，即可証明。但此作用必需有游離鹽酸存在，始能發生。若在中性或鹽基性溶解中此作用亦不發生，且酸之種

生理學　　九一　　華南中西醫專

類及濃度有關，鹽之種類以鹽酸為宜，醋酸乳酸等作用甚弱，酸之適宜度，雖因蛋白質種類而異，平常試驗以0.1至0.3%之鹽酸為宜，若試驗液中有鹽酸而無pepsin，則蛋白質膨脹而不溶解，加入pepsin始為溶液狀態，故鹽酸能使蛋白質膨脹者也，pepsin能使蛋白質溶解而消化者也，其他鹽酸稍能分裂蔗糖為葡萄糖及果糖，並有殺滅細菌之作用。

胃液對於食物中蛋白質均能消化，單純蛋白質及複雜蛋白質，固不待言，即類蛋白質，非特堅硬者，亦能消化，結締織之膠原質，亦可因胃液之作用變為Leimpepton，使其達至腸中，易於消化，動物組如肌肉腺脂肪組織等，所以失其聯絡性，溶解為細胞性原基者，全由於此，固堅之結締織及含有無機物較多之組織，作用較難，然骨組織之下，能久久抵抗胃液，可就肉食動物之消化而證明之。

b 凝固酵素 Labferment, chymosin

Lab 亦为蛋白質分解酵素 Proteolytische 因 Ferment 誘起乳汁之凝固，牛乳遇Lab之作用凝之甚速，許久作用時，則結为塊体，而榨出無色液体，此机能与Casein之因酸而沈降者不同，可就其外观而区别，比較的硬固，而現为灰白色，且其成分亦稍異，他種乳汁遇Lab時与牛乳略不同，現為絮片狀之沈降。

Lab 在中性及弱酸性反应，pepsin尚未生作用之先。可以發生作用（Hammarsten氏說）乳汁之Casein遇Lab先变为parakasein，因乳汁之可溶性石灰鹽类而沈降。

c 胃脂肪酵素 Magenlipase od. Magensteapsin

此酵素只作用於乳化脂肪，对于酸之感应甚灵敏，在弱酸性溶液始生作用，酸性強則其作用破坏其前階级物存於胃底腺可以甘油浸出之。

四．胃液之成分

生理学　　十　　华南中西医学

A. 組織的变化。

胃腺之重要者有两種，即胃底腺 Fundusdrüsen 及幽門腺 Pylorusdrüsen，胃底腺细胞有两種，一为圆柱细胞，列为一層，構成腺管，曰主细胞 Hauptzellen，其他在散在之细胞 Cosin 易於染色，曰壁細胞 Belezellen，当飢餓時，细胞点粒充满，形体巨大，分泌動作則顆粒減少而缩小且透明，壁细胞当飢餓時形小，分泌動作時始增大，消化酵素之分泌，由主细胞；盐酸之分泌，由於壁细胞，盖胃底腺有壁細胞，其分泌液含有盐酸，幽門腺無壁细胞，其分泌液無盐酸，就此可以証明平常血液为盐基性，而胃脉之所以能產生盐酸者，恐係血液中盐化物及燐酸盐在壁細胞中發生变化而成，其化学式如下：——

$$2Na_2Hpo_4 + 3CaCl_2 \longrightarrow Ca_3(po_4)_2 + 4Nacl + 2Hcl$$

b 胃液分泌之興奮

胃内当空虚时，只有粘液存在，而无分泌现象，食慾兴奮或食慾输入胃始生作用，其现象由pawLow氏分为两種。

(一)因神经系统受刺戟而生之兴奮，曰反射现象 Reflektorisch phase。

(二)因胃肠受化学的刺戟，而生之兴奮，曰化学现象 Chemische phase。

反射现象，神经反射所诱起之胃液分泌，有无条件的反射，有条件的反射。无条件的反射现象，当食物咀嚼咽下时，口腔粘膜咽头受化学的，机械的，温热的等刺戟而生；有条件的反射，因感觉器官(视觉，嗅觉，味觉)之受刺戟或食物之想像而生，是为精神胃液 psychiccher Magensaft。此等试验成功者为Pawlow氏门下，其法用犬作成一胃瘘管，及食道瘘管，以假饲养法 Scheinfütterungsmethode，饲养之食物自食道瘘管漏出，不入于胃中，胃液亦可发生分泌；大概经饲养四至五分钟，胃液即开始分泌，可继续二至四小时，其分泌量则因食物種类或饥饿狀態而異，如嗜好之食物比不甚嗜好之食物（如肉比麵包）分泌量多，則餓時比飽時多，此分泌之由來，原於食物在口腔中刺戟味神經所生之反射，可知矣。然此反射，不必直接以食物刺激口腔，即取動物嗜好之食物，使視之或嗅之，或使聞其声音，胃液即可發生分泌，是即有条件的精神反射，此精神反射來自大腦，由練習及經驗而得，與除去大腦之動物，此分泌作用不生，而末梢神經受刺激所來之興奮，依旧存在。有条件的反射及無条件的反射具與食慾有關，不嗜好之食物，即使咀嚼之，亦不生分泌，亦係少量，且当不快或驚恐時即再以嗜好之食物亦不生分泌，当分泌期間激怒之，分泌可以停止。

故胃分泌神經來自迷走神經，其分泌中枢則存於延髓，当感覚器受食物之刺戟時，大腦中發生興奮，傳達於延髓之迷走神經核，自是傳達胃粘膜，而發生分泌；口腔咽頭等粘膜受食物之刺戟時亦至末梢神經，傳達于迷走神經核，所不能分解之核素 Nuklein 在膵腋中可因 Trypsin 作用分解为核素酸及蛋白質，複将不出之蛋白質分裂为细小分子，pepsin 所不能消化之彈力素 Trypsin，亦可以使之消化，但角素之消化，則甚难，凝乳酵素膵腋中亦含有之，能分裂乳汁中 Caseine，膵腺中所含者为其前階級物，因腸液或胃液之作用，始变为有效体。

三、膵液之分泌 Die Sepretion des pankreassaftes

A. 組織的变化

膵液细胞之總腔部有強屈光性顆粒，即酵素之前階級物，是为内带 Innenzone，亦曰顆粒部 Korniger absehnitt，细胞之外端無顆粒，只有原基質而透明，是为外带 aussenzone，亦曰明白部 heller absehnitt，在静止期間，两部有同等之大小腺之边缘，为平等状態，两细胞界限不甚分明，動作期間顆粒向外排出，明白部增大腺之边缘現为凹凸形，两细胞間有观迹之界限，甚易分明

生理学　　十四　　华南中西医学

B，膵液分泌之兴奋

膵腺之分泌，亦有两现象，(一)为反射兴奋 Riflextoische Erregung，(二)为液体兴奋 Humorale Erregung。反射兴奋分为二期，第一期在口腔粘膜咽头粘膜与食物相接觸時，此期分泌時期甚短，分泌量甚少，与消化無甚関係。第二期在胃内容物与十二指腸相接觸時，此分泌量多，分泌時間亦長，继续至腸内容物完全消化而後止。其分泌之盛衰与十二指腸内容物之酸度相関，若其内容物为中性，則膵液之分泌減少，故胃之盐酸实为膵腺分泌之紧要刺戟。

反射神经傳達经路，由於迷走神经及交感神经，迷走神经切断，刺戟其末梢断端可以发生分泌，交感神经被刺激時亦有发生分泌之現象。

液体的兴奋，来自血液内，特别物質入於膵腺内，刺戟而生之兴奋，此特别物質据 BayLiss 及 StorLing 氏所研究，用十二指腸或空腸粘膜之0.4%盐酸，浸出液注射於血管内，則膵液可以分泌；若只用0.4%鹽酸，則無此效力。此分泌之由来，非原於酸，而原於特别物質可知矣。兩氏將此特别物質，名曰Sekretin。大概先存於腸粘膜者，为其前階級物prosekretin，因酸之影响，变为Sekretin始有效也。

C，膵液之推進於腸管

膵液之所以輸入於腸管者，原於膵腺輸出管肌肉之收縮，其他呼吸運動及腸運動，俱能補助膵液之排出

四，膵之自己消化

膵液有強大消化力，在腸中所以不至自己消化者，因腸粘膜有粘液質，以保護之。且Trypsin对於腸中生活蛋白質Tryptase不生作用也。一說謂Trypsin之吸收甚速，腸粘膜中又有制止酵素，以制止其作用，故不至自己消化，即被吸收也。

胆汁 Die Galle

生理学　　十五　　华南中西医校

一、胆汁之性状及成分

胆汁为常带缕性之肝脏分泌液，及粘稠之胆道胆囊分泌液混和而成，胆汁入于胆囊，因胆囊之吸水作用，稀薄液体变为浓厚液体；故脏胆汁变为固形分，有1—4%胆囊胆汁固形分最浓厚时，有20%排泄于肠中者，为两者之混和液体，人体胆汁含有细胞原基 Zellige Elemente，而混浊粘稠，其味苦，呈盐性反应，比重为1.01至1.07，黄色现为红黄至绿黄色，一日间分泌量，在成人约有1000ccm。

胆汁成分甚属复杂，无酵素，有粘液色素，胆汁盐酸 Glykocholat Taurocholat Seifen Cholesterin Tecithin Fettsäure 及其他无机盐类等。胆汁酸之成分，因动物种类而异，即同一动物的胆汁，所含之胆汁酸亦有许多变化，人类胆汁酸主为 Glykocholsaure $C_{26}H_{43}No_6$ 及 Taurocholsaure

$C_{26}H_{43}N_3O_7$ 胆汁色素成红黄色的Bilirubin $C_{32}H_{36}N_7O_6$ 及緑色的Biliverdin $C_{32}H_{3?}N_4O_8$ 肉食動物胆汁中Bilirubin含量多故現为红黄色，食草動物胆汁中Biliverdin多，故現为緑色，Bilirubin受氧氣之作用，則成Biliverdin，故胆汁放置於空氣中，多現为緑色，胆汁色素，化生自血色素，乃红色球破坏時，則胆汁色素之構成增加，同时胆汁之濃度亦增，流入於胆道頗困难，肝臓中即生偉大之分泌压，將胆汁之一部分压入於淋巴腔，循環於血液全身，現为黄色，是即血性黄胆Hämatogener Ikterus。

二、胆汁之作用

胆汁中酸酵素雖甚少，而有催進膵臓之作用，故对於腸内消化亦甚属要素。（第一）对於脂肪雖不能使其直接分裂，而能使膵液中Steapsinoger變Steapsin，並能使其脂肪分解力增加，拠Bruno氏所报告，膵液中加入胆可增至六倍，是脂肪酸之一倍与胆汁之alkali化合为石碱，此石碱溶液，复将脂肪酸继续分解而增加，其効也，故患肝膵病胆汁不能输入于肠管时，食物脂肪排出于大便者，可至60%，健康时则不过百分之五。(第二)对于蛋白质虽无直接分裂酵素，而能中和胃内容物，使酸性产物沉降，同时pepsin之作用，归于消灭，膵液之Trypsin得以发挥其能力，继续消化胃液所不能消化之物质。

(第三)本Groll氏学说，胆汁有增进膵含水炭素分裂酵素之作用，Ellenberger及Hofmeister氏则谓胆汁自己亦有分裂含水炭素之作用，就几种家畜可以证明。

(第四)胆汁有影响于肠蠕动之作用，小肠蠕动有制止现象，大肠蠕动有推进现象。

三.胆汁之分泌

胆汁之机能甚多，不止关于消化，并有自血液排出有害物质及无用代谢产物之作用，故胆汁分泌。亦間/無断性。不過当消化時分泌動作增加而已。

A. 組織的変化

肝臟腺細胞為多角形顆粒狀原形质。中含有色素顆粒及脂肪滴。在饑餓狀態。細胞小而溷濁。边缘不明瞭。消化時細胞大而中心淡明，周围有粗大之顆粒。所以有如此之変化者。蓋因肝臟有特别机能，当消化時存貯脂肪及肝糖。不只関於胆汁之分泌也。

胆汁中特異成分。血行中尝之亦不遇其痕跡。故其分泌非原於簡單的物理机能（如濾過滲透等）乃係於分泌之先，在肝细胞中以特别机能移之也。

胆管及胆囊之上皮。亦含有分泌腺主分粘液

B. 胆汁分泌之興奮

胆汁之分泌。主由於液体的興奮。然，亦受神經之影响。及Berit氏及Ross1氏所試驗。将蛙之迷走神经切断或刺激時，則其肝臟细胞共生変化。又如Eiger氏試驗採犬之迷走神经刺激。则胆汁分泌有兴奋现象，是其明征也。

液体的兴奋之刺激物质为下

吸收之胆汁成分。胆酸盐对於胆汁之催进甚强。故将胆汁注於动物肠管。则见胆汁之分泌增加。若将动物之胆汁自输胆管排出外部。则胆汁之分泌减少。吸收之消化产物。蛋白质消化产物有催进胆汁之分泌之作用。故食物摄取后。二至三小时。胆汁之分泌增加。若以peptone注射於静脉内。尤见其分泌之增进。十二指肠粘膜因一定刺激。所生之物质。此种液质有催进膵液分泌之Sedretin以稀盐酸浸出之十二指粘膜液。注射於静脉内。可以有效。

C，胆液之排泄

胆汁之排泄，或直接自肝脏排出於十二指肠。或先输出於胆囊而存贮之待消化时始排出。就Boldyreff氏所发见。在饥饿状态。肝脏胆汁之输出於肠管。二时间内有一次之短時間排洩。胆囊胆汁之輸出於腸管，則限於消化其期间。蓋因酸性胃内容物与腸粘膜相接觸，並蛋白质消化產物及脂肪等之刺戟而誘起也。胆汁排泄之催促。原於胆道及胆囊筋肉之收縮。呼吸間之横隔膜運動。胃及腸之運動。則補助之。

腸液 Darmsaft

一、腸液之性状及成分

人类腸液带色或带黄色。呈盐基性反应。含有白血球。上皮细胞。脂肪结晶等物質。用遠心沈澱器。將此等物质除去之。腸液约有固形分1.5%盐類。以外有少量之蛋白质及諸種酵素。

除要成分粘液蛋白质 Schleimartiger Eiweissstoff（其原质恐非Mucin，而为Nuklioalbumin）酵素則有Erepsin，arginase，Nuklaase，Steapsin，Invertase

Maktase等，其他尚有Enterokinase及Sekretin等性质未明之物质。

二、肠液之作用

粘液状蛋白质。主掌肠内腔粘滑。使肠内容物易于运动。并保肠粘膜，使其不致損傷。

Erepsin虽不能消化，天然蛋白质亦能将pepsin及Trypsin所消化之蛋白质产物如albumosen，peptone，polypeptide等继续消化。分解为单硷基酸或双硷酸Mono-und Diaminosaure Arginase主掌蛋白质中Arginin分改为Annithin及尿素Harnstoff.

Nuklease 主掌核素酸分解

Steapsin因胆汁之加入。始成其作用。分裂乳化脂肪，比膵液中脂肪酵素之作用。较为薄弱而长久。

Invertase在許多動物中只小腸中有之。Rohmann氏云：此物產於小腸上部。蔗糖入於腸中。非經一番分裂。決不能吸收。Invertase即分裂蔗糖者也。Maltase產生於小腸之下部。有分裂麥芽糖為葡萄糖之作用。

Laktase只哺乳期中有之。大人攝取多量之乳汁時。亦產生此物。Enterokinase主將膵液中Trypsinogen化為Trypsin。然過多則有害於Trypsin之構成。且此物非常存於腸液中。膵液貫注於腸內。然後產生。

Sekretin在腸粘膜中為prosekretin。受胃液中鹽酸之影响。始变为Sekretin。助成膵液胆汁腸液之分泌。大腸液中無酵素。只有粘液性分泌物。

三、腸液之分泌

A、組織的变化。

腸粘膜上皮之盃状細胞，主分泌粘液。柱状細胞之分泌物或係腸液成分。或係內分泌物尚未能確定。

Tieberkulin氏腺位於小腸粘膜之絨毛間。其基底部细胞含有顆粒。分泌動作時。或減少其分泌。液中酵素可確实証明者。有糖化酵素。

Bruner氏腺在十二指腸上部，與幽門腺相似。其所分泌者。按abderhalden及Rana氏所試驗有蛋白質分裂酵素。

b，腸液分泌之興奮

腸液粘膜被電気的机械的或化学的刺戟時。則發生分泌食物。攝取後。亦發生分泌，然不被刺戟之部亦可發生分泌。其因食物攝取誘發之分泌。漸次旺盛，可继續六至七小時之久。此興奮之由来或原於神经系统之傳達。或原於腸内容物吸收於血液中，因血液之媒介刺戟。腺细胞而生。雖未能確定。然其主因似原於Sekretin之刺戟。

组织学

《组织学》引言

《组织学》为华南中西医专门学校教材之一，编者不详。本书系残本，仅存“总论”及第一章“细胞”和第二章“组织”部分内容，共44页。

組織學講義

總論

組織學者以顯微鏡 Mikroskop 研究人体各部之微細構造之科學也。故組織一名顯微鏡的解剖學 Mikroskopische Anatomie 動物体之元基曰細胞 Zelle，故先述細胞，及諸組織及各器官。講究細胞及組織者曰組織學總論 Allgemeine Histologie 講究各器官之組織者曰組織各論 Specille Histologie。

第一章　細胞 Zellula, Zelle

凡高等動物体皆由最初一個受精細胞一名芽細胞 Keimzelle 分裂增殖變化而成。故動植物体之基礎為細胞。此細胞之形狀初皆同一營養同一作，次因種々之變化而變形，作用亦変，遂成最複雜之動植物体。

細胞之發見十七世紀之初期英人Robert Hooke氏在植物体發見無数之小腔如蜂窩，此腔名之曰細胞或孔Poren 1773年至1858年ローベル氏發見細胞核1832年Dumortier氏發見細胞分裂同時有Schneider氏提出有名論文，名植物原論補遺Beiträge zur Phytogenesis（1838年頃）遂確定細胞有核並發見核中尚有核小体。

同時研究動物細胞者亦不少，如Henle氏Schwann氏等而Schwann氏最負盛名其有名著述即1839年所提出之對於動植物之構造及發育上所一致者之顯微鏡的研究。

細胞之定義，1840年頃Schwann氏及Schneiden氏論之曰細胞者肥狀物体包以透明薄膜，称細胞膜Zellmembran其中充滿液体称原形質protoplasma液体中有一球形之核Kern當時世人均以細胞為有核肥狀体，有一定不變之形狀，維此一定變之形狀者，即細胞膜Zellmembran因以細胞膜為細胞之重要物後因Leydig, Brüche, Schälge諸氏之研究，方証明細胞形狀非一定不變者，細胞膜亦非一定存在，動物性細胞少壯者無細胞膜老衰者始見發生，以是知細胞膜決非細胞之必要物，同時遂有倡原形質為細胞之重要物質，謂細胞分裂之諸現象，皆因原形質而支配之，及至核之研究進步，始知諸現象起於核內，因亦重核而輕原形質，謂原形質不過核之保護物，及至今日學説又一更矣，謂核與原形質同等重要，二者不可缺一，由實驗上之所得二者缺一，其細胞必死，總以上諸種發見決定細胞定義如下：

細胞者動植物体内最小之有形基素物自原形質塊而成，其中有核在一定之條件下能自生長增殖有完全獨立之生活現象者也。

細胞成分由原形質 Protoplasma 核 Kern 核小体 Nucleolus 中心小体 Centrosoma 細胞膜 Zellmembran 而成。

(一)原形質 Protoplasma 一名細胞体 Zellekörper 原形質之物理學上，性質為無色濃厚粘液狀，不溶於其中含微細顆粒及絲，此顆粒及絲之大小與數目因細胞之種類而異，因之

[illegible]此呈各種不同之觀，顯微鏡之所見，在中等度祇見原形質內
[illegible]細胞粒，在強度則見數多線狀物，走於種々方向，前見
[illegible]之六多數係纖細絲之交叉點，或光學上之橫斷面，真正顆
粒極一部耳。此外尚有一種特異外觀之原形質，分內外二層，外
層不含顆粒，透明無色，曰硝子樣質 *Hyaloplasma*（外層）內
含有顆粒，曰顆粒質 *Körnerplasma*（內層）。

一　化學上性質成分，當細胞生活時常為鹼性細胞，死後即變酸
性，其主要成分為一種蛋白質（名 *Plastin*）及少量之 *globulin*
及[illegible]及水分（多量）各種鹽類及脂肪與砂糖等之種々
物質。[illegible]就生理學上原形質有應付戟刺及活動之性質，
就生物學而論，原形質之構造，或為網形，或為絲狀，如為網狀

組織學　　三　　[illegible]

構造，則原形質形似蜂窩，其間充滿液体，如構造為系狀，原形質內有多數系狀物体，或云係顆粒構成，其間充滿顆粒，說紛紛，尚無定論，茲將以二三說，列述於左。

(一) 系說 Fadentheorie 主張此說者為 Heitzmann，Leydig 謂原形質有多數之系狀物体，其間充滿液体，此系狀之交叉點，互相結合與否，又有一說 Flemming 氏等云毫不結合 Heitzmann，Leydig，Frommann。諸氏云互相結合為網狀，呈海綿樣之構造，其間填充液体，此系狀物体曰系質 Filarmasse 名 Mitom 充填其間者，曰系間質 Interfilarmasse 名 Paramitom 系質之數及長，因細胞之種類不一。系間質中含有多量之小顆粒。

(二) 泡狀說 一名蜂窩說 Schaum oder Wabentheorie 主張此說者

ジオビュツチュリー氏謂原形質係集合多数泡状体而成，泡内充满液体，而以呈系状及顆粒外觀者，乃泡邊接觸壓迫而成，可以オレフ油及砂糖液充分混和後鏡檢之證明其說。

（三）顆粒状説 granulotheorie 主張此說者，為 altmann 氏謂原形質係顆粒而成，此顆粒不但有生活現象，且有蕃殖能力，其存於膠液質基中，或羣聚為團塊，或連鎖為絲狀。

原形質中常存顆粒為確定事實，但不可不区別其是否，細胞生活間之成分抑因固定薬所生之蛋白沉澱，Ehrlich 云顆粒恐大半係沉澱物，顆粒在原形質中者曰 plasmasomen 在核中者曰 karyosomen，プラスモゾーメン從列互相結合為絲狀者，曰絲状顆粒 mitochondria 又其互相密結為絲狀者曰 Ch-

四

組織學

ondriomiten 又密結為稍子樣桿狀者曰 Chondriokont-en。

(二)

細胞核（Kern）為細胞之第二要素，居細胞体之中央，或少偏於一方，在生活細胞中，與体之光綫屈折度略同，故不能明見，细胞死後，或加以醋酸，或2-3% alkali，使细胞体膨脹，核縮小，則界限判然，核有光澤呈泡狀，內充多數顆粒，但在老境之细胞核，其中顆粒不顯。

核之形狀通常為球狀，但细胞体呈長形時核亦長形，细胞体扁平時，核亦扁平，细胞呈狀，其核亦不整，屢々生突起及凹陷。核之數目通常祇一個，但在巨大细胞 Riesenzelle 中，則有數多之核，又肝细胞上皮细胞等亦有二三核存在，又人及哺乳動物之赤血球，及外皮之最上之層細胞，則不存細胞核。
核之構造。核由核膜、核汁、核構造組成。(一)核膜 Kern membran
核膜為核之表面，有多数小隙以通核汁，其化學之性質與核小体
之 Pyrenin 相似。曰 Amphipyrenin 故容易染色。
然在卵細胞及神経細胞之核膜。係一種異同物質而成，對於色素
不克染色，此種被膜名不染色性核膜 Nichtfärbbare Kern
membran (二)核汁 Kernplasma 即核構造網眼中之液体。在
新鮮狀態者透明。受化學作用時，則生微細顆粒而混濁。(三)
核構造 Kerngerüst 從粗細種々纖維而成，此纖維曰核系
Nucleinfaden 核系粗細不一，粗者曰第一系，細者曰第二系，核系有
側枝互相結合為網狀，其形狀及性質，因動物及細胞之種類而異，

縱之非一樣物質構成者，任強擴大鏡檢時，由色素反應之不同，分為二種。其一容易染色。曰染色体，Chromatin 化學上屬於ヌクレイン Nucleine（核素）他之一種，則不易染色。曰不染色体 Achromatin 化學上屬於リニン Linin 此（リニン）中含有（ランタニン）Lantanine ランタニン者。為微細顆粒狀，対於酸性アニリン色素容易染色，故一名酸性染色体。ヌクレイン者，即染色体。対於（亜尔加里）アルカリ性色素容易染色。故又名アルカリ性染色體，或名鹽基性染色体。休息核中核系之配列，狀態有種々，最普通者，為蹄系狀。此蹄系之頂向一方之極。（極原 Polfeld）蹄系端則向反対之極の（対極側 Gegenpolseite）核対於試藥之抵抗力，較原形

良好。因構造中之ヌアレーン之性質特別。亦可稀釋醋酸。或二至二%加里滷汁加於細胞。則見原形質殆呈透明。核反生光澤。愈加明亮。染色性頗顯。以可見。然用薄液間過久。或用強酸類則亦不能抵抗。而核破壞矣。

無核下等生物之有無。在昔時頗欲錄之構造。及研究初精代。往々發見無核原生動物。此無核原生動物 Haeckel 氏名之曰 Monera 至今日研究進步。始知下等生物無一無核者。核為細胞之重要物無疑矣。

(二)核小体 Nucleolus 存在核之內部。一个或數个。數个中之大者。曰主核小体: Hauptnucleolus 小者曰副核小体 Neben-nucleolus 光線屈折力強。往々從副核上索 Paranuclein 即

ピレニン Pyrenin 而成容易染色。

核小体與其構造，染色性結節点之区別。染色体对於稀薄亜爾加里溶液，石灰水及食盐水等之試驗。容易膨脹。核小体則不然。反更明亮。

（四）中心小体Centrosoma 中心小体在核分裂時。營重要之現象。（放線之中心点）故多数學者。謂其重要與核及原形質等。然至今未能發現中心小体之細胞亦不少。中心小体外常微細。今之最高倍顕微鏡尚不能見其構造。其周圍在細胞分裂時配列放線状体。此放線。名原形質放線。（Protoplasmastrahlen）中心小体之位置。或云在原形質内而接近於核。（或小離核部）。或云在核之内。分裂時始入原形質中。分裂完全再入核内。然中心小体在細胞之静止時。常見其位於原形質中者。亦復不少。中心小体最明之時期。在細胞受精或初分裂時。此時之中心小体之位置。在原形質內。接近於核。包以透明。或稍不透明之層。透明層曰 Sphäre 又曰「球狀層」。稍不透明層。曰 Archoplasma 核

(乙)細胞膜 Zellmembran 包被細胞之表面。非細胞必要之成分。細胞之幼年時代。多缺如。待細胞入老境。始能發生。其發生恐係原形質之變性。或由原形質之分泌而成。細胞膜對於稀薄酸及アルカリ之抵抗力。較原形質強。其成分恐係蛋白質。細胞膜之稍厚。包被全周圍者。曰周皮。Pellicula 祇被遊離端者。曰表皮 Cuticula 細胞之表層堅固者。曰痂皮 Crusta 細胞

細胞形狀不一。或球形。唯胎生期細胞之原形質及成人之靜止。白血球見之。或圓板狀。如赤血球是。或多角形。如肝臟細胞是也。或為扁平形。血管壁內皮細胞是也。或為紡錘狀。結締織細胞是也。或為系狀及星芒狀。平滑筋細胞。及神經細胞是也。

細胞之大。因細胞之種類及動物之等級而異。約在四至一〇〇米庰而micron之間。下級動物者。大細胞中。比較的小者為赤血球。及諸種之上皮細胞。較大者為神經細胞。及筋纖維。此外尚有一種特有之大細胞。曰巨大細胞。其形不規則。為無膜之大原形質塊。其中含多數之核。此種細胞之發見。初在骨髓中。次在種々之病理組織中。亦常發見。

此等不停核營分列裂。而原形質不分裂。故成含有多數核之一大細胞。又有多數細胞之原形質互相癒合。其界限不明。稱之一多細胞者曰Syncytium。此外尚有最大之細胞。可以由肉眼見之者。鳥獸及兩棲類之卵是也。

細胞之生活現象。細胞雖係一最小單位。然生活係。其中具有種々生活裝置。分別述之如左。

增殖之機能。Die Fähigkeit der Fortpflanzung 細胞之增殖最初之研究者。謂係何細胞原形質。Cytoblastem（假定的一種特別液體）中先生核小體。為細胞之中心。次引周圍之物質而作細胞。此說係Schwann氏及Schleiden氏（所倡稱之。曰自由細胞出產說。Generatio aequivoca 以後研究進步。遂確定其非謂細胞，自細胞發生。然至Virchow氏云細胞皆自由細胞產生。

Amitosis Cellularia 誠未論也。

當昔分胞分裂時。有無一定之門徑者甚稀。不先起一定複雜之現象。以分裂為二。隨後原形質亦分裂為二。此種分裂方法。或曰間接的核分裂法。Indirecte Zell oder Kernteilung 若核中不起複雜現象。即分為二次原形質。亦分為二者。此分裂法。曰直接細胞分裂法。或曰直接核分裂法。directe Zellkernteilung 間接分裂法者。為一般細胞之分裂法。直接分裂法者。在原生動物常見之。而高等動物体中之細胞。祇白血球軟骨細胞脫落膜（胎衣）細胞膀胱上皮細胞或見之耳。茲將間接分裂法。詳一述如左。

間接分裂法。核先起變化。核膜溶解。因之核與原形質之境界不明。此時染色係 Chromatin（可染質）分為數多同大之節分。名分節染色体。Chromosomen 分節染色体之形狀。因動物及細胞之種類不同。或蹄絲狀或小得狀或為顆粒狀。在高等動物者。大都蹄絲狀。其數目亦因細胞及動物之種類各異。自二、四、八、十六、至百以上。在人間者。約十六分節染色体。形成之後。自身再依縱裂法分裂為二。各向相反対之方向。（細胞之兩極）進行。核染色体遂分為二部。核營分裂現象時。原形質中亦生重要之現象。即中心小体（分為兩漸次転位於細胞、之兩極。中心小体之周囲。有原形質放線。兩中心小体間。有不染色性紡錘。achromatische Spindel 或稱中心紡錘核紡錘。Central Kern Spind 核紡錘之纖維別為兩種。

目　民　乙　[illegible]

(一)在纺錘之表面曰被系。因其附着於クロモゾメン対於クロモゾメン之転位有一定之関係。故又名牽引絲。

(二)在纺錘之中心與クロモゾメン無関係者曰中心纺錘絲。二村氏以便於記憶。分間接核分列法為五期。述之如左

(一)母蟠塊期或名蠕塊期 Stadium des Mutter Knäuels 此期核内之構造。(即核系)吸收其表面凹凸不平之側枝。使表面平滑。其亂裂状態如蟠塊。此蟠塊固然之状態。可分為三期。(一)密蟠塊 Dichter Knäuel 核分細長。故所作蟠塊頗為緻密。(二)粗蟠塊 Lockerer Knäuel 核減其長。増其粗。(三)分節蟠塊 Segmentirter Knäuel 此時初蟠塊期之粗細。分成数多之同大之部分。此部分曰分節染色体 Chromosomen 其数及形因細胞之種類

合異。

核小体及核膜。在此境出現時，即消失。

中心小体亦分為二个。以原形質放線 Protoplasma Strahlen（太

放線 Polstrahlen）色圍之兩小体之間。則以極微細之系。互相結

合。此份之体，全為紡錘狀。故名核紡錘 Kernspindel 又因其不能

染色。故又名不染色紡錘。(Achromatische Spindel 紡錘漸次增大。

而中心小体遂漸々離遠。進行於核之兩極。(此為前期)

(一)母星期 Stadium des Muttersterns 此時分節染色体集於赤

道部(核紡錘中央)歸系之頂端，向中心兩脚。向细胞之周围呈放

狀。故名母星期。次各歸系行縱分裂法。分而為二。名此歸係曰娘歸

係。Tochter schleife 經至此愈加明亮，其兩端漸次延長推。中心小

係於細胞之兩極。構造核紡纏之纖維。可区別為二種。

(一)在紡纏之表面者。以牽引系或被系 Manterfaser oder Zugfaser 附着分節染色体。对於分節染色体之移動。有一定之関係者也。

(二)在紡纏之中心者曰中心紡纏系 Centerglspindelfaser 與分節染色体無関係者也。

(三)轉位期 Stadium der Metakinesis 至此期則娘蹄之頂端因引牽係之牽引転位。於反対之方向。漸次接近細胞之兩極。

(四)娘星期 Stadium der Tochtersterne 此期乃二群娘蹄係[illegible]終了。其頂端向細胞之極。脚向赤道。自細胞観之。呈兩个星状。

(此為中期)

（五）娘蟠塊期 Stadium des Knäuels（一至此期。則前作絲星之絲係。後作蟠塊表面。亦復呈凹凸。以與起点相結合。其構造與靜息肥相等。核紡錘則漸次不明。核小体及核膜亦復出現。核之分裂並以終了。（此為後期 Anaphase）

細胞体之分裂原形質之分裂。普通自娘蟠塊期始起。有時亦在至娘蟠塊期。在娘星期即營分裂。其分裂後之狀態。先自一側起凹漸次及於周圍。遂成環狀。同時向深部陷入。至細胞体完全分裂止。

〇細胞体分裂時。核紡錘赤道部呈二列顆粒。稱曰中間小体。Zwischenkörpen Flemming 或曰赤道細胞板 alquatoriale Zell-Platte 此二列顆粒間生分裂面。此現象多見於植物細胞。

組織　廿一　燕山西中西第一書

有時病理細胞核。同時分裂為三節以上者。曰多極性間接分裂（Pluripolare Mitose）分裂時間之長短。因動物而異。溫血動物較冷血動物短。例人間之細胞祇需十五至三十分鐘。蟲屬則需六至五小時。核分裂需用之時間較原形質長。占全時間四分之三。（二）運動之機能。Die Fähigkeit der Bewegung 細胞之運動由原形質而起。區別為四種。

（一）亞米巴樣運動。amöbaich Bewegung 此種運動與原生動物米亞巴之運動相似。故有其名。在高等動物細胞中。祇見於白血球。此運動之方法。原形質生出大小種々之突起。曰偽足。Pseudopodien。附着於他物。則細胞体向他方收縮。如遊走。此運動之作用。除移運位置之外。尚能攝取食物之能。消化者則消化之。以為營養。不能消化者排出於体外。此單细胞動物。(如尔米巴)所以能独立生存也。

(二)氈毛運動及鞭毛運動。Flimmer oder geissel Bewegung 氈毛者。生於细胞表面之数多微毛。鞭毛者。生於细胞表面之單一長毛。有氈毛者曰氈毛细胞。有鞭毛者曰鞭毛细胞。高等動物体中氈毛细胞存在之處頗多。鞭毛细胞祗有精子。氈毛運動之形狀如指之俯屈。鞭毛運動之形狀如蜿蜒。

(三)收缩運動 Contraktion 细胞受外物之刺戟。隨即收缩如筋细胞之運動是也。

(四)循環及回轉運動 Circulation Rotation 此係原形質内液体之流動。原形質内微细顆粒亦受其振動而運動。原形質之運動。係自動的與細胞之生活上有一定之関係者。顆粒流動。係被動的。对於細胞生活無関係。曰顆粒流 Körnchenströmung 沿細胞膜、下向一定之方向而運動者。曰回轉運動。由原形質之內層向外層、或外層向內層而運動者。曰循環運動。此兩種運動多見之於植物細胞。動物細胞中見之者甚少。因植物細胞有膜有一定形狀故也。

(三)發育之机能。細胞一旦分裂之後。漸次增加其大。有向各方增大者。有但向一定之方向增大者。向各方增大者。成圓形。(例卵細胞是)向一定之方向增大者。成星狀。多角形扁平圓柱等種々形狀。細胞之發育各部分均有関係。但其程度不同。原形質之發育度較核強。

(四)感对刺戟之机能。凡細胞生活時。須有一定之条件。此条件變化。

則細胞即感刺戟。例細胞在液体中。苟液体之濃度減少。(刺戟)則細胞運動活潑。反之濃度增加。(刺戟)則細胞之運動遲鈍是也」。

刺戟之種類。分机械的刺戟。化學的刺戟。熱、電光及光線之刺戟。此等刺戟動作於細胞時。則細胞之生活現象亢進。或麻醉。若刺戟達極点時。則細胞遂死。

(五)新陳代謝之机能。細胞体内因分解作用所生産之物質。排出於外。同時更攝取養分以補充。因分解耗費之物質。謂之新陳代謝。此新陳代謝机能之營為。有関於壓力之関係。細胞内與細胞外之壓力不均。則物質滲透而交換。例毛細管之血壓增加。則血液内之營養液滲出管壁而入組織。因之組織内細胞周囲之壓力增。養液遂渗入细胞体内。细胞之生活期限。有與人体之生活同生同死者。為神经细胞。有死於人体生活時代。以新生细胞補代者。例人体之表面時常剝落。此即上皮之表層细胞。死亡後之現象也。细胞將死亡之征候通常先起於核。々之染色体減少。呈不規則狀。（此種变化之總称曰核溶消或名染色物溶消。Karyolyse Chromatolyt 的次原形質亦減其量。作不規則之辺缘。或強染色。或生空泡。或角化。或脂肪变化。

细胞互相结合。细胞彼此離存在者。祇有血液淋巴液中見之。其餘約互相结合構成組織。其结合之狀態。可区别為三種。

(一)以粘合質相结合者。

(二)以细胞间橋互相结合者。此橋因原形質而成。

(三)以突起互相结合者，突起與橋相彷彿。详檢之突起較細而長。因之較細胞之形多呈星狀或近於星狀。

第二章 组織

Gewebe Tela Histos 凡同種细胞與同種细胞互相结合而成團体者。曰组織。组織由细胞及细胞间質而成。

细胞间質。自细胞産生。其分量少時曰粘合質。多時曰基質。有柔軟與不柔軟之二種。不柔軟者大部分由纖維或顆粒狀物質而成。

组織 (一)上皮组織。(二)支柱组織 (三)筋组織。(四)神经组織。四種。筋组織及神经组織祇存在動物体中。故一名動物性组織。上皮组織及支柱组織。植物亦存在。故名植物性组織。

(一)上皮组織 Epithelgewebe 上皮组織以少量之细胞间質(粘合質)

组織　十四　辛酉甲西医三人

及上皮細胞構成者也。其作用有三。(1)被盖作用。被覆体之表面及腔。(與表面交通之腔及原来與外通後失其連絡之腔。(胸腹腔))之表面。(2)分泌作用。(3)傳導外界之剌戟。(感覺上皮)於神经組織者。由其神经作用之不同别為(1)被上皮(境界膜)。(2)腺上皮。(3)感覺上皮三種。

被上皮一名境界膜 Deckepithel 被上皮由上皮細胞平面配列而為膜狀。此細胞之形狀区别扁平圆柱二種。扁平上皮 Plattenepithel 細胞之形狀扁平。從表面視之。其边緣呈直線。或屈曲。中央有球形核。或橢圆形核。圆柱上皮圆柱狀。其細胞如圆柱。但細胞羣互相壓迫通常多呈多角柱狀。或多角錐狀。(因受壓迫)核則寄於中央。亦寄於上方及下方。圆柱上皮與扁平上皮之间有種々之中间狀態。如立方形細胞者是也。又因柱上皮细胞全々共游離緣表面。有可動性之小层。（即纖毛）此曰纖毛上皮。及纖毛上皮之游離緣之表面有明亮之边缘。此曰小边缘（Cuticularsaum）（入细胞之游離之原形質。因粘液変化而呈上大下小之形状，如盃形者。曰盃状细胞（Becherzelle）纖毛上皮之纖毛。由原形質変化而成。往々向一定方向不息的運動。此细胞之表面有皮質性皮膜。々之直下有顆粒。此名曰基底小体（Basalkörperchen）纖毛則貫穿此皮質而下。成顆粒状之纖維。後再向核之方面進入経过中貫通基底小体。故细胞之状態宛如细纖維而成。

纖毛運動之原動力。昔日以為發自于核。然在核之上方切断纖毛而運動仍存在。故現以其基底小体為纖毛運動之原動處。

上皮细胞之小皮緣。系细胞自身之产出。用強力顯微鏡視之。乃由多数

十九

之微細鉛直線断成。此鉛直線ハイデンハイン因 Heidenhain 氏研究云。即細胞体之微細突起。無構造其光線之屈折力與原形質異。故呈線状。一旦此細胞突起消失。則此線亦自行消滅。有時於細胞内其基底部。見有縦線。此亦為細胞自身所生微細突起也。

上皮之区別。依細胞之単層重層及別状而区別為左之数種。

(一)単層上皮 Einschichtiges E. 由単層之上皮細胞構成者也。

(1)単層扁平上皮 Einschichtiges platten Epthel 係由扁平上皮細胞之単層而成。如肺胞心囊胸膜腹膜々様迷路鼓室等之上皮扁之単層扁平上皮之細胞稍厚者。名磚状上皮 Pflasterepithel

(2)単層立方形上皮 Einschichtiges Kubisches Epithel 從立方形細胞之単層而成。如甲状腺及其他大多数之腺。細胞間隙色素上皮。水晶囊内面之上皮。脉络叢之上皮属之。

(3)単層圆柱上皮由圆柱形細胞之単層構成。琺瑯質及腺排泄管之上皮。(大者則是重層。圆柱上皮。)属之。

(4)単層纖毛上皮 Einschichtiges Flimmer Epithel 即由纖毛上皮細胞之単層構成。如微細氣管支梢。子宮輸卵管。鼻副腔脊髓中心管及脳室系内面之上皮属之。

(二)重層上皮 Geschichtiges Epithel 由数層之上皮細胞構成者也。

(1)重層扁平上皮 Geschichtiges Platten Epithel 即由数層之上皮細胞構成。其最下層之細胞。呈圆柱状或立方形向上方則漸扁平。故其最上層之細胞呈極薄之扁平状。如皮膚口腔咽頭食道声帯眼球结膜腟及女子之尿道等上皮属之。

組織

十六 華南中西醫學

(2)重層圓柱上皮 Geschichtiges Cylinderepithel 此種上皮之最上層細胞爲圓柱狀。中層細胞爲紡錘狀。位於圓柱細胞下端。與下層之間。在下層之細胞爲多角形。或立方形。較中層細胞小。中層細胞。因其爲將來補充上層細胞死亡後之缺[illegible]。故一名補充細胞。Ersatzzellen 下層細胞因其構成重層圓柱上皮之基底。一名基底細胞。Basalzellen屬於此上皮者。如眼瞼結膜。腺之主排泄管[illegible]精管及男子尿道之一部等上皮是也。

(3)重層纖毛上皮 Geschichtiges Flimmerepithel 此種上皮[illegible]重層圓柱上皮同。但於圓柱細胞之上方生纖毛。[illegible]於此者。喉頭氣管枝。鼻腔咽頭上部。耳喇叭管[illegible]上[illegible]屬之。

又位於單層上皮與重層上皮之間者。名曰數列性上皮 Mehrzeiliges Epithel 此數列性上皮之細胞皆由表面達至基底膜。其實係單層。因其核之位置高下不等。故呈數列之外觀。(不規則之配列)。若呈二列外觀者。曰二列性上皮 Zweireihiges Epithel 位於重層扁平上皮與圓柱上皮之間者。名多形上皮。Polymorphie Epithel 此種上皮又名混合上皮或曰移行上皮。Gemischtes oder Übergangsepithel 其細胞酷似重重扁平上皮細胞之形狀。但其上層之細胞形狀與重層扁平上皮不不同。為棒圓狀或球狀。此種上皮存在場所。為由泌尿器之腎盂起經過輸尿管及膀胱至射精管之間是也。

上皮細胞之結合以極少量之粘合質互相結合者多。此粘合質。對於一定之試藥(硝酸銀)容易証明。例如浸上皮組織於一、〇及至一、五%硝酸銀液中。經過一—二分鐘之後，藥液遂與粘合質結合。於是曝之於日光中。粘合質初呈暗褐色，次呈黑色。而此細胞之邊緣或者平滑。或者不平滑。不平滑者因多數之上皮細胞生出。短突起或小棘狀物貫穿細胞粘合質。連接附近之諸細胞。此種細胞曰棘細胞 Stachelzelle 又鋸齒細胞，Riffzelle 此突起曰細胞間橋 Interzellularbrücke 以細胞間橋結合者。例表皮深層之多角形細胞。即細胞間橋貫穿粘合質而連接相對二細胞之邊緣。細胞間橋之構造。係由原形質之突起而成。若將細胞依一定之方法固定時。則見細胞內之絲狀物進入細胞間橋中。由一細胞入於他細胞內而成二細胞之親密結合。

上皮細胞間有極狹之空隙。名曰細胞間腔。Interzellularräume 此腔內充滿少量柔軟流動性物質。名曰細胞間質。Interzellularsubstanz

左旁數之上皮（為粘膜之圓柱形上皮各種線上皮舌粘膜之重層上皮及移行性上皮）細胞間腔 Interzellularlücken。對於外部由黏合質所成之細線條閉鎖之名曰閉鎖堤 Schlussleisten 此閉鎖堤互相連絡成為網狀名曰閉鎖堤網 Netz 網此網眼中有細胞之遊離面嵌入。

又細胞間腔連結淋巴管（故名一種淋巴腔）與組織之營養有重要關係。例如表皮中無淋巴管及血管者即通此細胞間腔以導入營養物於細胞體內者也。

上皮細胞之原形質內除變質 Degeneration 及細胞死亡等的現象之外。又生種種之變態。而對於細胞作用。有直接關係此等變態主要由於原形質內代謝機能而起。

例如因角化而成外皮毛髮及爪甲因石灰化而成琺瑯質上皮。因粘液化而成粘液線。因脂肪化而成皮脂腺。及乳腺。又往往在細胞之原形質中生色素顆粒而細胞致呈异色。如網膜之色素上皮細胞。毛髮及有色人種表皮下層之細胞是也。

上皮与下層結締織結觸之交有透明無構造之膜以界此二種組織者。名曰基底膜 Basalmembran

(2)線上皮及線 Drüsenepithel und Drüsen

線上皮由腺細胞 Drüsenzellen 構成以營分泌作用。此分泌物質有二種。(一)对於体内有一定之作用者。(一)分泌物 Sekrete (二)有害於身体之物質。而不可不排出於体外者。曰排泄物 Exkrete 腺細胞之外觀 通常呈球狀或圓柱狀。富於液体其形狀有時因分泌物含蓄之多寡而呈種々变化。此变化大部由原形質及核而起。(一)核之变化核之染色体及核小体本時顯明。一旦充有分泌物則核小体遂不明瞭。染色体之構造亦粗 (二)原形質之变化。頗有可特述者。就盃狀細胞說明之。夫盃狀細胞。本係圓柱狀。在無分泌物時。有顆粒。原形質中央有核。一旦分泌物溜畜。則一方之原形質生透明無顆粒之一塊狀物質。此塊與原形質之境界判然。而分泌物再增加時。則核及原形質八被壓迫於周圍。同時核之形狀亦變甚致扁平。而分泌物仍漸次增加。但胞壁遂成菲薄之膜。液体遂破膜而出。分泌物排出於胞体外。後則原形質漸次增加。核亦復原位。

腺細胞之變化。亦有不若以上所述之甚者。例如漿液腺細胞在分泌物溜畜時。祇增大其容積。稍退透明而已。

腺細胞之生活期限。昔日以為腺細胞。多一回分泌後。即死滅。尤以乳腺皮脂腺細胞之分泌脂肪様物者為然。以今日之學說觀之。腺細胞營一次分泌後。決非即死。以新細胞替代者。其健康原形質及核。能恢復其作用數回。分泌後細胞入於老境方死滅。

腺细胞或单独存在於上皮细胞中（例如盃状细胞）或互相群集形成腺组织。

腺 Drüsen 腺者係腺组织（上皮）自体之表面而陷入於体之深部者也。腺细胞之分泌物由腺腔 Drüsenlumen 排出。腺腔者。细胞之空腔。此腔之边境通常多囲。以数个腺细胞。但在肝藏祇有二個。凡線非全部皆营分泌作用。通常祇在深部（腺体）营之在近於体表面之部分。（導管）则不营此作用。因深部分泌所成之分泌物。先分泌於線腔。次由排泄管導出於他方。故線可分為二部。

（１）司分泌者曰腺体 Drüsenkörper

（２）導分泌物於外方者。曰排泄管 Ausführungsgang

腺之分類。腺因腺体之形状。别其為管状線 Tubulösedrüsen 及胞状腺 Alveolärdrüsen 二種。此二種腺更因単純集合之别。又分為単純腺複合腺二種。

(甲)管状腺

(1)管状単腺 Tubulösesinzeldr 此腺有単一管状及分枝管状之二種。其分枝者。例如胃之幽门腺。Pylorusdrüsen 十二指腸腺最小口腔腺。子宮腺嗅腺等属之。其不分枝者。例如胃底腺及肛膟腺(リベルクン氏腺)等属之。其末端部。有捲结者。名曰絲球状腺。Knäueldrüsen 如汗腺是。

(乙)管状複腺 Tubulüsgusammengesetted 此腺由多数分枝之管、状腺之集合而成。大粘液腺唾液腺涙腺呼吸氣及口腔内之小線等属之。其他尚有腎臓大前庭腺(バルトリン氏腺)摂護腺甲

状腺睾丸及肝藏等亦可列入此類。但睾丸及肝藏。其腺管互相吻合為網状。故又名曰網状腺 Reticuläre

(乙)胞状腺

(1)此腺有单一之排泄管。而排泄管之尖端。為单一之泡状膨大。如最小之皮脂腺屬之。又有分枝為数个泡状膨大。由一総排泄管而出者。名曰分歧胞状单腺。Verästelte alveoläre Einzeldrüsen 又名泡系统。如大皮脂腺マイボーム線等屬之。

(2)胞状複腺

此腺由多数之分枝泡状腺集合而成。如耳下腺之一部。乳腺之外観腺在肉眼上。見其多由周囲之結締組織膜被覆。名曰膜腺。由是達入腺体内成中隔分腺体為数小片。此小片名曰腺葉 Lobuli

一Glandulares 此中隔即血管神経之進入道路也。

腺及因排泄管之有無区別為二種

一、分泌物由排泄管而排出者曰真腺一名开口腺 Wahre oder offene Drüsen

二、無排泄管者曰偽腺一名閉塞腺 Geschlossene Drüsen 但偽腺並排泄管非本缺如其發生之初本有排泄管後因發育中之变化而消失者也。例卵巢甲状腺副腎大脳下垂体等属之其中卵巢之分泌方法与甲状腺等迥異卵巢之排卵法係破裂卵胞排出其中之卵。故又名此種腺曰破裂腺 Dehiscirende Drüsen 甲状腺副腎脳下垂体等分泌法係由血液而輸出故又名曰内分泌腺 Drüsen mit innerer Sekretion 此外尚有一種腺体一体兼営两種分泌一方由排泄管分泌。一方由血液行收之泌。例為肝臟膵臟睾丸等即屬於此。
上述諸腺之外尚有一種腺體其之要成分為淋巴球非上皮細胞者
曰非上皮腺 *Glandulae nonepitheliales* 屬於此者淋巴腺淋
巴結節扁桃腺、胸腺、脾等是也。

腺之分泌 腺體分泌時有全體細胞皆勞作者。有一部勞作一部休
息。互相交代者之二種。甲種例如蛋白腺至分泌時呈同一外觀。乙種
例粘液腺即不然，勞作（營分泌作用者）之細胞甚大，向腺腔突出。
且透明。休息（不營分泌者）之細胞。小退隱於周圍部不透明。
腺上皮之周圍 有無構造薄膜曰固有膜。一名基底膜。
此腺膜由星狀之扁平細胞而成。此細胞因突起互相結合。色腺
體。如籠狀故一名籠狀細胞 *Korbzellen* 固有膜之分泌又有

结缔织层包围腺体。曰表膜 Kapsel 由表膜之内面出突起入腺之内部。分成数部。曰腺叶。各腺叶再因此结缔织突起。分为数小部。曰腺小叶。各腺管。（或腺胞）亦因此结缔织包被之。各小叶中各腺管或腺胞。各出一个小排泄管。曰分泌管。Sekretröhre 一小叶内之各分泌管。再合为一个稍大管。曰排泄管。次与他小叶排泄管相合形成粗干。再与他干相合。遂成主要排泄管。

又或种腺体。例腋窝汗腺。在固有膜内侧有筋纤维。

又大排泄管之周围。亦有筋层。是皆补助分泌者也。

腺之血管。Blutgefässe 腺体之血管。除营养腺体之外。尚须供给制造分泌物之原料。故分布极多。在腺管（腺胞）之周围。作致密之毛细管网。

組織　二十二　廣州中西醫專

腺之分泌毛細管 Capillären 腺之分泌物。先集於腺腔。次由排泄管而排出。由細胞運送於腺腔之細管。曰分泌毛細管。Sekretcapillären 毛細管之在細胞間者。曰細胞間分泌毛細管。Intercelluläre Sekret-Capillären 延長於細胞內之部。分曰細胞內分泌毛細管。

（丙）感覺上皮 Sinnesepithel 此種上皮有一種特別作用。即傳達外界刺激於神經者也。故名感覺性上皮。其存在場所祇限於數種感覺器官而已。例耳之膜樣迷路眼之網膜鼻之粘膜舌之味蕾是也。

感覺上皮之構造。自支柱細胞。Stützzellen 感覺細胞。Sinneszellen 而成支柱細胞者。介在感覺細胞之間。對於感覺作用無關係者也。感覺細胞者。對於感覺上有重要之關係。其形狀

细菌学

《细菌学》引言

《细菌学》为华南中西医专门学校教材之一，张孝康撰述。本书系残本，共18页，现存“绪论”及第一编“细菌泛论”，包括“细菌之分类”“细菌之形态”“细菌之生物学”三个章节的内容。

細菌學

安徽含山　張孝康撰述

緒論(Einleitung)

吾人所論列之微生体(Mikroorganismen)，為介在動植物界最下級之生活体包括細菌及原生動物故稱為微生物學(Mikroorganismenlehre)，實為凡當茲學病原細菌及原生動物兩者而論之

細菌(Bakterien)屬於下等植物區為分裂菌絲狀菌芽生菌分枝菌四類屬於原生動物(Protozoen)之主要者為根足蟲(阿米巴類)胞子蟲(瘧疾寄生蟲之類)及鞭毛蟲(Trypanosoma)之類又有顯微鏡下不能明視極微之物於此二者不知界何所屬而其中必有病原微生体存在者總稱之曰超視微生体(Ult ravisible—Mikroorganismen)

微生体瀰漫於地球之上營有機物之分解使複雜之化合体分解為単純之物以司食物之營養且供給動物之養品在動物体内之營養吸收除特殊之酵素作用外細菌之分解作用亦為必要由此等作用所分解之単純物質動植物吸收而同化之形成複雜之有機化合体蓋微生体司分解作用高等動植物營集成作用以成物質之大循環

此等有益微生体以外有寄生於人体破壞其生理狀態使發二疾病者考究此等微生体屬於医學之領域細菌學由医家之手而成特殊之發達故所謂細菌學者即在考究病原的微生体之形態生理〻病理及由此而發〻疾病之治療及豫防法是也

近時關於蠶業之細菌學有所謂植物之病原細菌學及肥料細菌學為特殊之發達者其他微生体屬於動植物學之領域非吾人所能干與也

第一編　細菌汎論（Allgemeines der Bakterien）

第一章　細菌之分類（Einteilung der Bakterien）

細菌為植物性微生物最単純之細胞体不含葉綠素（Chlorophyll）由天然系統（Natürliches System）大別為四種即分裂菌（細菌）絲狀菌（黴菌）釀母（芽生菌）及支絲菌（Streptothrix）是也

第一　分裂菌或細菌（Schizomyceten, Spaltpilze, Bakterien）

細菌各種形態有一定恆性如球菌必生球菌螺旋菌常生螺旋

菌之類而細菌之天然分類（Natürliche Klassification）尚未可期一八七二年植物學泰斗Ferdinand Cohn氏由細菌之形体及排列区為三類如左

一球菌（Kokken, Kugelbakterien）為球狀大0·三—三·0μ（此符号為Mikron之簡寫當千分之一粍即μ=0.001mm）每為Lanzet狀（肺炎球菌）或有為扁平者（淋菌）

球菌因分裂（Spaltung）以及排列（Anordnung）之不同更可細為区別其由分裂而增殖時有向一方分裂者向一方分列者有向二方及三方分列者向一方分列之後每兩個互相連續者

二方向分裂之四個細菌，並列於平面者，曰四聯球菌（Mikrococcus tetragenus）於三方向分裂而為立方体者曰八聯菌（Sarcina）。二、桿菌（Bazillen, Stäbchenbakterien）長經較大於横徑之謂。因兩徑之比，各有不同，故有長短桿菌之名，大者長達三〇μ，幅四μ，小者長〇·四μ，幅〇·二μ者有之。桿菌兩端，有扁平者（如脾脫疽菌），有鈍圓者（如大腸菌）。短桿菌兩端鈍圓，則為卵圓形（如此鼠疫菌）。又側面有直線平行者，有曲線不平行，而成棍棒狀或紡錘狀者（如鳴疽菌）。三、螺旋菌（Spirillen, Schraubenbakterian）於其立体捻轉，如拔栓器。螺旋短者稱為 Vibrio（弧菌）其長者通稱為 Spirillen（螺旋菌）。

Zopf 氏 Negri 氏等以為細菌形態，無一定恒性，或為球形，或為桿

細菌學　三　華南中西醫學專門學校

狀，而或有呈螺旋狀者，名之曰多形性菌（Pleomorphe Bakterien）。然此等變形，於下等菌見之，不能見諸分裂菌。細菌有一定之形態，非自一種變為他種者。惟以培養基及其他不明之原因，生大小長短種々形狀者有之。例如鼠疫菌，變為球狀、卵形、或不整之桿狀。此蓋細菌之變態性（Varaibilitaet），與後述之退行變形及衰頽形態可以区别。

第二　絲狀菌，黴菌（Hyphomyceten, Schimmelpilze, Fadenpilze）

尋常稱為黴者屬之。長菌絲（Hyphe）錯綜為網狀，名曰菌網。（Mycel）菌絲有二種，一則主營養（營養菌絲），一則司生殖（生殖菌絲或菓柱）。後者從絲網直立發生，其端形成芽胞，視芽胞形成之狀態而分為四種。

一、Aspergillus 菌柱尖端膨大，其周圍生小枝，於此形成芽胞。

二、Penicillium 菌柱尖端分枝數條，各枝更分裂而成芽胞。其狀如帚。

三、Mucor 菌柱尖端膨大，呈囊狀，其中包有無數芽胞。

四、Oidium 菌柱尖端形成一列芽胞。

第三、 芽生菌或曰釀母（Blastomyceten, Hefepilze, Spro-ssspilze）

專營醱酵作用，為橢圓形或為球形，遠大於分裂菌，有厚膜，原漿中包有顆粒，空泡及核，由芽分裂而增殖。

第四、 支絲菌（Steptothricheen）

位於分裂菌及絲狀菌之間，呈分枝絲狀，或成纓狀体，放線狀菌等屬之。

terien)

一、原漿（Protoplasma）

細菌成於原漿及被膜，原漿易爲亞尼林色素所染色，而被膜則非用特殊染色法，不能認識。細菌有核與否，雖爲未定之問題，然據近時核染色法之研究，細菌体內，可見核或核狀体之存在。例如施以 Romanowsky 氏染色法時，赤染体即核染質（Chromatin）與青染之部即原漿（或名內質 Entoplasma），可以区别。核質中，於網狀組織內，可見顆粒質之散布。Zettnow 氏初以細菌被染之全部爲核，而以原漿不能由普通染色法見之，但據其後之研究，發見核質與原漿互相錯綜。

即在 Romanowsky 氏法染時、可見其成於赤色部（核質）與夫青色部（原漿）。細菌或完全赤染者、由於原漿減少至極度所致。或在幼稚之細菌、雖多青染部、而既經成育者、或至芽胞形成前則核染質大為增加矣（第一表13至16）。

在細菌体、核染質及原漿、相為混合、各自無一定之形態、此即細菌在生物界所以位於下級之故、漸進於高等、則二者從而漸分、核乃具一定之形態。

核、、、、、中西氏之生活染色法則一切病原性細菌、於幼時、均可見圓形或桿狀。核以梅青（Methylenblau）染色、則稍帶赤色、在成育之細菌、核染質量增加。即此等濃染体、其非人工產物、固無可疑、但此小体、是否與高等動物細胞之核一致、或與核小体(Kernkörperchen, Chromosomen)適合、則未明瞭(第一表18 19 20)。

檢生活細菌時、可見屈光甚強之光輝小体、遇鹻性亞尼林色素則濃染、遇梅青及畢士馬褐色、則呈青色。在石炭酸復紅(Fuchsin)及梅青、則呈赤色、此名異染顆粒体(Metachromatische Körnchen)又可從發見者之名而稱為 Babes-Ernst 氏小体。

二、 被膜(Zellmembran)

被膜為細菌之外膜、成於類似之細胞素、(Cellulose)之物質。菲薄而难於認識、但從陳久培養製成之標本、可見不染色之菌影、即為細菌內容溶解、而僅留被膜者。被膜為內質即原漿之变性物、而可稱為外質（Ektoplasma）。其厚而著明者曰包囊（或稱莢膜囊（Kapsel））、其此者曰包囊細菌（Die Kapselbakterien）（第一表10、11）例如肺炎双球菌（Fraenkel）氏、肺炎桿菌（Fridreilgel）氏、膀胱疽菌、Pfeiffer 氏包囊菌（B. capsulatus Pfeiffer）之類是也。包囊在動物組織中、雖甚著明、而在人工培養基、則尋常發育微弱而不明。有包囊者、對於外界抵抗强大、為菌体之防護機関。

細菌有產出粘液、或膠状質而許多菌体相融合者、其物質稱為 Zooglea。此等細菌、在液体培養基面上、形成菌膜（Kahmhaut）以鉑線觸其聚落時、有粘稠可牽絲者、此名粘液產生菌（Schleimbildende Bakterien）

細菌有能運動者、有不然者，其有運動者，加以適当液体，（肉汁或百布頓水）製成懸滴標本檢之，有緩慢似分子運動者，或有捻轉而前進者，亦有迅速如矢者（固有運動 Eigenbewegung）。

雖不動性細菌，在液体中，亦有一定之運動。其運動非移動性，止於一处，僅在上下左右振動，此名殼朗氏分子運動（Brawnsche Molekularbewegung）。分子運動非常活潑時，有誤作固有運動者（如馬鼻疽菌之類）。

細菌之運動，由於纖細之長絲（所謂鞭毛）從細菌之外質發生，营波狀運動，非染色不見。

因鞭毛之数、發生部位及有無，别為左之五種。

一、Monotricha 菌体之一端，有一条鞭毛者（例如霍乱菌、第一

oren）（如破傷風菌）。

芽胞遇一定要約（適当之養分及温度）而發芽，即先失其光輝，稍々延長，遂破胞膜而發芽，胞膜破裂，有於芽胞之一端者，或有在中央者，因細菌而不同。由是有端發芽及側發芽（Polare u. aquatoriale Sporenkeimung）之稱。

芽胞，以鏡檢之，光線之屈折甚著而有光輝。在普通染色液中，雖不着色，但染色液内，加石炭酸亜尼林油，或鉀液而加温時則可染色。一經着色，則不易脱色。又芽胞對於理化學的作用（温热，殺菌芽）抵抗甚強，細菌体，在六十度之温，三十分後死滅，芽胞反是，在百度之蒸汽非热數分至數時不死（脾脱疽菌芽胞，在百度蒸汽，數分間可死，馬鈴薯菌芽胞，抵抗最為強大，五時至六時間始能死滅)。

第三章　細菌之生物學(Biologie der Bakterien)

一　理學的性狀(Physikalische Eigenschaften)

細菌有運動機關(鞭毛),營固有運動,既如所述。幼壯之細菌,運動活潑,衰老者則緩慢,或全停止。又在芽胞形成期中,常見鞭毛消失,運動停止。運動之速力,從菌之種類而異。據 *Lehmann und Fried* 氏之檢查如左。

霍乱菌　0.0三粍　　傷寒菌　0.0一八粍

普通變形菌0.0一四粍　　被傷寒菌　0.0一一粍

枯草菌　0.0一粍　　Megaterium0.00七五粍

右數為一秒間之速力,所用者為三十七度溫,培養七一八

時之肉汁培養基，在十八至二十度之溫
細菌之運動，因所存在之外界性狀及溫度等，或為催進，或為抑
制。又許多化學物質，於細菌之運動方向，與以影響，如某酸類
誘致細菌，又如某酸類反撥細菌是也。例如以林檎酸入毛細管，投
於細菌存在之液体中，或則集合於毛細管口，或則逃走。此種現象，
在動物体內亦然，甲稱為陽性趨化性，乙稱為陰性走化性（Posit
ive und negative Chemotaxis）
在人工培養基及動物体內，與細菌之死滅，有密接關係者，為菌
質溶解（Plasmolyse）。即細菌發育，達一定時期，其原漿收縮，為
粒狀，終乃崩潰。反乎此，自鹽分較多液体中，忽將細菌移入鹽
分較少之液体，則菌体內容（即原漿）因內壓增加，壓出於菌膜外，
此名菌質壓出（Plasmoptyse）此等現象，可歸諸理學的（交流

Osmose）及化學作用等種々原因也。

由細菌之種類，有放射一種光線者，或放螢光（Fluorescenz）或放燐光（Phosphorescenz）。又有隨細菌之發育增殖而生溫熱（Warme）者。例如塵埃，枯草，糞便等之發溫，即基於此。其一部由於理學作用，一部由於化學作用（第一表7，8，9，）。

二　增殖及聚落形成（Vermehrung und Colonienbildung）

細菌由分裂（Spaltung）即單性分割（einfache Teilung）而增殖。起初菌体先延長，約為兩倍，於中央生橫裂，分離為二菌。由二個而四個，增殖為八個十六個等。尋常一回之分裂，費時不過十五分至三十分，故在二十四時中，其數可達幾百千億。

細菌分裂之方向有種々。桿菌及螺旋菌，向長軸延長而向橫

病理学总论

《病理学总论》引言

《病理学总论》为华南中西医专门学校教材之一，黄清淞编。本书系残本，共52页。根据总论，此讲义当有“疾病论”“病理学解剖学总论”“病因学论”三大篇，现仅存第一大篇“疾病论”，其内容包括“疾病的类别”“疾病之名称”“疾病之症状”“诊断”“预后”“经过”“转归”七个章节，以及第二大篇中第一小篇“循环障碍”的部分内容，余皆缺失。

病理學總論

黄清淞 編

allgemeine Pathologie

討論疾病一般的原則，乎是知病理之範圍包容甚廣，即如病因學而論，凡理學的（器械、溫熱、電氣、光線、氣壓等）化學的（毒物）及生物學（動植物）物質足以惹起疾病者，皆須研究其性質及本態和其與疾病之關係，此外寄生性動物學及細菌学，會另立一科，然此有關係者也。病理解剖学則研究由疾病而發生之組織的變化（肉眼的顯微鏡的）即形態的變化及其經过等。近代病理学大家Virchow氏發明細胞病理学（Cellular P.）以細胞及組織之變化而為疾病之本態，然病理学者不限于病理解剖学也。疾病之外，尚有胎生上的發育異常及形成異常等，亦屬于病理学之領域也。畸形學（Teratologie）病理的生活的機能与尋常的生活機能不甚相差所差不过在程度之間其根本上的性質無異也研究臟器之官能異常者即为病的生理的与生物化学(medizinische chemie)已为独立之一科然尚有循环呼吸分泌新陳代謝及神經管能障碍等皆包括在病的生理学内研究此種之学問曰病疾学(symptomatologie)遗传与素因亦在病理学範圍之内

研究病理学不能僅限于人体的須与其他動物有比較的研究(比較病理学vergleichende P.)用一定的方法使一定的動物發生疾病然后比較觀察之(实驗病理学experimentelle P.)为研究病理学之一種方法

古今病理学觀念之沿革

五千年前埃及已有治病法三千年前印度医学颇發達後来古代医学以中希拉为後世医学之發源地希拉医学始于纪元前一千年以前第一

期为信仰神鬼时代治疗不外手术、祷之术第二期渐入自然哲学派当时以生体由地水火风四原素混合而成转而为温凉燥湿故四者配合得宜则为健康否则发现疾病当医治之职半属于哲学者直至Hippokrates)氏出世根据实验之观察医学渐以脱迷信及空想之束缚而独为开立科学医之基础时为第三期(Hippokrates纪元前460-375)著作甚多对于病理学昌为液体病理学说(Humoral P.)盖以人生之构造主四液(一)血液(二)粘液(三)黄胆汁(四)黑胆汁此四液之混合时为有变调之时即为疾病此后经过许多年代之改革则有罗马名医Galen氏(131-203)学宗Hippokrates对于病理学说主张四液尤其血液最为重要又以人体与四液体完全因四液混合状态及其分量与作用之关系此种学说直至十六世纪始失其势力此时液体病理转而为化学之基础而有化学说(Chemitrei)自Harvey氏发血液循环

病理学總論 二

華南中西医卓

以後血液在病理学上占重要之地位至十九世纪初叶(Andral)氏有血液病理学(Hamatopathologie)为局部变化不独为毛细管之障碍而認为血液之成分变化继而(Rokitausky)氏出世而血液病理学之説更有進步、据云各種病之發生時血液中之成分如纖維素、及蛋白質等定有特别的变態、其説一時風靡全欧自(Hippokrates)液体病理学創説以後即有固体病理学(Solidarpathologie)与液体病理学相對峙在(Galen)氏以前有Acrepiades氏(約二千年前)希拉医翰入羅馬之鼻祖反對(Hipp)之液体病理学以为各種疾病由構成生体之固形成分(即Atom)有異常而發生然此種学説頗有勢力直至(Galen)氏之液体病理学出世而即滅跡矣後代之固体病理学非根據于此而完全以解剖学为基礎如(Vesal)氏(1514-1564)開始人体解剖(Morgagni)氏(1682-1771)与其弟(Valsalva)蒐集病理解剖上之材料而記載之創立病理解剖學之基礎。(Bichat氏(1771-1802)所巴里学派。曾研究生体各部有異之生活作用。于是各部之組織，有不同。認為病理亦必基礎于組織学上。惜天下永年不久有再大之發見。其門人(Laennec, Dupuytren)等研究臟器之变化。以科学的方法，観察变化之經过及其结果。此派頗見發達。直至(Virchow)氏(1821-1902)創說細胞病理學。(Cellular pathologie)于是歷年以來之種種之爭議，告一結束，而病理学之基礎確定矣。

液体病理学，與固体病理学，在爭論起伏之間。尚有許多学說。如(Paracelsus)氏(1493-1541)及(Helmont)氏根本排斥液体病理学。以疾病為一種(Archaeust)神力有関係。蓋神不能誘導体内之化学作用者也。

体内有硫黄、食塩及水银三種原素。在体内之混合狀態有变化之時，即為疾病。(Stahl)氏(1660-1734)反對之。創不生不滅之灵魂。(anima)灵魂

[illegible]

自生体之運動及能排除一切障碍为治療上之原動者此種学説稱之曰
([illegible])灵魂説時有荷蘭医(Barhaave)氏以科学方法視察生体
各部之机能認為有器械的関係其門人([illegible])氏証明知覚作用在于[illegible]
係于是以为生体上所有一切都関于神経疾病亦因神経作用之障碍而
發生即所謂神経病理学(Neuropathologie)所謂生活者实全身之([illegible])之
作用没有所謂灵魂故说为生体組織内有一種力稱之曰生活力([illegible])
([illegible])此与生物机能与病理学相同者也世人稱之曰生活力
派([illegible])此生活力派在距十九世纪之前
此外尚有寄生説([illegible])所倡言疾者[illegible]種
観念由来已久(Paracelsus)亦云疾病者生活物中之一種生活物也後
来(Schönlein)用顯微镜檢驗白癬菌見于(Achorion Schönleini)

于是寄生学説並無根據。当此之時，對于病原于病的本態混為一谈，故有此種差誤。及至细胞病理学發明之後，病因与病理解剖学説其界限分别甚明矣。

细胞病理学

当（Rokitansky）氏之血液病理学勃起于維也納，傳佈在西方各國風靡一世之時，（Virchow）氏（1846）在柏林施療医院内任病理解剖医官，在（1858）發表细胞病理学之名稱。于是病理学上起一大革命，而確立病理之基礎。對于（Schwann）氏有机结晶之主張亦加以反對。（Virchow）氏云细胞由细胞發生之（Omnis Cellula a Cellula），决非有机体之结晶也。细胞為生体之真正单位，有整齐一定之連络集合而成，發現官能的、營養的及成形的机能者也。

[illegible]

疾病者因各细胞各个生活机能之變調而發生也于是古来之各種學說根據全失効力祇有此细胞病理學独能見信于世焉後以细菌的發達及血清療法之發明而啓人之疑念即無爲學于病理學上之関係問題複雜疑念愈多于是（Virchow）氏解釋之曰疾病者细胞或细胞團之變化而發現之生活狀態也疾病之原因或循環于血液中或直接作用于细胞此即病原与细胞有関係者也于是细胞病理學之原則必然不為動搖而基礎堅定也

最近有酵素說（Ferment Lehre，Buchner，Fraube，……等）又有分子病理學（Ziegler氏）然以吾人現在之知識不能見到细胞内部之秘密若徒用科學方法探求之定有更大之進步也

總之研究病理學須先知生理作用研究生体之生活机能生活者

對外来之刺戟能呈各種反應者也如呼吸循环、營養、運動及感覺等重要之生活現象對于外来之刺戟能維持協調者爲健康不能維持協調者即爲疾病

煤炭……燃料　　肉体……生活現象

正常肉体……正常生活現象　　變化肉体……變化生活現象

循环、呼吸、營養、運動、知覺、泌尿、生殖等机能爲人生共有生活之現象然有未盡同者如人種有別皮色之不同男女有別乳房骨盤生殖器等之不同劳逸有别筋肉骨格之不同長幼有别脉搏呼吸数之不全此爲人類間之不全然個人之現象亦有不全者如体温晝夜有不同呼吸之数以体位氣候動靜而有不同至于不同之理由莫不由于外界之關係如温帯与熱帯之人呼吸空氣之量不同食物之材料亦不全即以個人之飲食而論不能永久不變換此外如居住飲食職業與生活現象都有關係其他之變化无窮吾人之生活机能应付之吾人自当

世至壽終無一刻不受外界之支配如空氣日光氣候地土飲食等其分量及性質等之變動無極吾人在一定程度内能應付之得以維持其健康故生活者實賴有天然巧妙之調節機能(Accomodation)也如夏日之酷熱則擴張皮膚血管放散体温多發汗水一方面減少飲食新陳代謝衰弱抑制体温之產生以應付外界之高温若飲水過多則血壓增高而過剩之水分由腎臟排泄之若勞動之時因筋肉之動作而增加炭酸刺戟呼吸中樞增加呼吸數以排泄過多之炭酸維持血液成分是皆謂吾人之調節機能也

然吾人生活上之調節機能有一定限度若外界之變化過于劇烈之時調節機能不能應付則正常之生活現象發生異常即為疾病故疾病者調節機能失其效用之時發現之異常生活現象也如飲酒在一定程度内酒精成分而由呼吸出汗小便排出之故能無害于康健若超過其度則調節機能無力調

節而發生中毒

如氣溫之變化在一定程度之內藉調節之力而無害生活若其變動超过其度則調節机能廢绝而不免于死亡也

疾病之本態問題向（Virchow）發明細胞病理学之後從前種々学説早已消滅無餘所謂細胞者為生体之單位藉細胞間质（Intercellularsubstance）之連絡而互相結合成为組織組織相集合成为臟器臟器相集合成为生体故細胞为生体之基礎細胞各有其独立之机能即官能机營養机形成机

官能机 Function者細胞所有之特異机能也如肝細胞之製造胆汁筋細胞之收縮腎細胞之排泄神经細胞之知覺與運動等營養机Nutrition者對于營養物之同化及老廢物之排泄等成形机 Formation

者細胞之分裂表增殖是也
細胞自衛能力對于外界之刺戟有抵抗作用因之細胞之構造有時
發生变化此種变化之細胞其發現之机能較正常細胞之机能（即健
康狀態）或強大或衰弱即為異常的生活現象稱之曰病狀Symptome
而此变化之細胞曰病理的变化（P. Veränderung）即為疾病之本態故疾
病之主處Krankheitsitz即在細胞于是知疾病與健康者過強過弱者即
疾病Virchow曰疾病者生理的机能之部位異常時期異常分量異、
常而已時間異常如夜間安眠意識消失者生理的現象也若非睡
眠而意識消失者即（人事不省）病理的現象也然時而哭樂時而笑者生
理的現象也若不然而哭不樂而笑者病理的現象也如月經四週一次
生理的現象也若有遲有早者病理的現象也

部位異常。如消化食物之時有粘膜起充血者病理的現象也。若结膜、脳髄等起充血者病理的現象也。如月經時子宮出血者生理的現象也。若肺出血、脳出血等則為病理的現象矣。如生産後臍帶之乾燥脫落者生理的現象。若手足之壊死脫落者病理的現象也。

分量異常。如体温37℃者生理的現象也。若有增高即為發熱者病理的現象也。如脈搏一分鐘之内七十二至者生理的現象也。若八十以上者即病理的現象也。

以上所述，將細胞病理學之要旨。細胞為生体之單位，有独立之能力。其中伏有生活之力，而非古之所謂生活力，對于外來之刺戟能反應而非関神経之作用者，乃細胞所共有之机能也。

吾人之生体由各有系統的細胞集合而成，各個生活机能若變化即為

病原總論

疾病故疾病局部的而必有病變 Krankheitherd

疾病本態業已略述，茲述疾病之原因。疾病之發生有二原因：一、外因；二、內因。

一、外因 Causae externus 又曰誘因 Causa proxima 吾周圍凡一事物無不有外因之作用，如空氣、日光、飲食等，於人生不可或缺之要件，然其性質及分量若有變化，亦足以害生活機能而誘起疾病

（二）內因 Causae internus 又曰素因 Causa remota 與外因而起疾病之特性也。外因無大差，無內因不至發生疾病者；有內因者，外因雖小而亦容易發生疾病。試舉二例為證：

Ⅰ 甲乙二人同遇寒冷，甲起感冒，而乙則否。二人處境全同，然其內則不同。

Ⅱ 一大隊兵士夏日行軍，或發生日射病而卒倒，或發生疲勞而落伍。其途中之外因無同，然其內則不同。

于是知吾人對于外界之刺戟，其抵抗力人各不同，稱之為个人之素質。

素質有二極端：(一)曰特異質，(二)曰免疫質。

(一)特異質，[illegible]輕微外因而容易發生疾病之一種素因也。

(二)免疫質，[illegible]遇強大外因而毫無發病之一種素質也。

生[illegible]於一種疾病[illegible]不感染者，曰先天免疫質。[illegible]後感染一種疾病之後，不再感染此種疾病者，曰後天免疫質。如麻疹、痘瘡、猩紅熱、腸傷寒等感染一項之後，或[illegible]不再感染，或在一定時間內不再感染。

與免疫質者相反也，曰感受性，[illegible]如小兒之尤易感染白喉、[illegible]顯著之一例是感染。恩氏又有所謂特別過敏性[illegible]而見于傳染疾病。如感染某種疾病之後，或在[illegible]再得[illegible]素，注射[illegible]全身或局部表現顯明之[illegible]

乘手片錯 〃〃〃〃〃〃

皮應，如結核病者注射 Tuberculin 則有發熱等現象，若接種于皮膚則局部起充血，發生丘疹等現象；若以鼻入，則結膜發生炎症；又如注射血清，若一次後再注射全種血清，則往々發生劇熱之全身反應，如呼吸困難、虛脫等，亦即特別過敏之一種也。以上所述，吾人之發生疾病不僅限于外因，須同時又有內因，內外相同，始成疾病。然亦有僅以外因而發生者，如強大之機械的、化學的、電氣的作用，無論何人定起疾病，此之謂絕對的原因。上記之 Ursache 因人之特異性、過敏性及免疫性，又依臟器之種類，而有不同，如心肝腎容易發生時，特交性子宮與胃容易發生癌腫，胃與尿道不易感染結核。對于疾病研究上有關係之科學有二種：

1. 臨床病理學 Klinische P.

2. 病理原因學 Pathologische Aethiologie

3、病理解剖学 Patholunische Anatumie

4、病理化学 〃 Chemie

5、試験病理学 Experimentelle P.

根據此五種科目研究所得之事，以説明各種疾病之原理及方法者，曰病理学総論 Allgemeine Pathologie；説明各種疾病之原因及变化者，曰病理各論 Specielle P.

病理総論分为三大篇

第一疾病論，述臨牀病理之大概，病理学、组織学、試験病理学及病理化学之知識；論述臓器组織之病的变化。

第二病理学解剖学総論。第三病因学論。

病因学集合試験病理学及化学之知識，論述病原之性質与病変之関係。

病理学総論 乙 卜

第一篇　疾病論　許述其大概。

第一章　疾病之類別

(一)許多疾病有症狀而臟器組織亦有变化曰器質病 Organische Erkrankung 若有症狀而其臟器組織上不能証明其病变者曰官能病 Funktionelle Erkrankung 如神经病神经衰弱症等其实有疾病即有病变所謂不能証明者現代病理学上之檢查尚未進步故也

(二)先天病 Morbus Congenitus 胎兒在子宮內因一種原因而發生之如畸形、腦水腫在產生之時已有病的变化者也。若父精母卵交合之時早有病的素質者曰遺傳病 Morbus hereditarime 如精神病血友病肥胖病、色盲等產生之時不見有何病变经过一定年月之後始發現其固有之症狀者也。遺傳病中如精神病结核病等非直接归其原遺傳所之性者也。大一種之本因有此素者，對于外因其抵抗力極弱也。若母傳梅毒由梅毒病原菌之一種經胎盤血行而侵入胎兒體內而發生梅毒，是之胎兒在子宮內已發生原病，產生之時已有病者，故稱為遺傳性梅毒素，又有謂為先天性梅毒。若產生後發生之原病，曰後天病（Erbes Acquisitus）。

（三）病之發生于一局部或數部者，曰局部病 Locale Krankheit，又曰臟器病 Organkrankheit。病之及于各部者，曰病室 Krankheitherd。若病之擴大于全身之諸部或全部者，曰汎發病 Allgemeine Krankheit，又曰傳濆病（Constitutionelle Krankheit）。然局部病與全部病不能有顯明之分別，為局部病擴大之時，即為全部病；全部病之初起，概為局部病。

局部病擴大之方法有數種。

一、臟器連接之關係。

二、淋巴行之系

一者互之之言……一……其内……

二、臟器對接之關係

三、局部病灶內之病原或毒素，藉血液而傳遞于他部

如生於上有新陳代謝作用凡有害的化學物質，如某一種臟器不以中之使其變為無毒者此種臟器有病變之時此種毒素則滯積于全身血液而發生之疾病稱之曰自己中毒

五、内分泌腺（如甲狀腺副腎腎上腺等）分泌之物質，輸入血液時對于全体發育上或營養上有種々之關係，若此種內分泌腺器有變化之時則發生之疾病

一、血液病由毒液之傳染，病皆由於發病中毒者血液中混有植物與動物性或化學的毒物而發生之疾病也

四、有特發生二個以上之疾病者曰併發病 Komplikation 其最初發生者曰

示表病 Primäre Erkrankung 繼續發生者曰續發病 Secundäre Erkrankung

第二章 疾病之名稱

現代所用之病名甚為複雜，或者以病狀命名，如黃疸、卒中；或以形狀命名，如蕈腫、癌腫；或襲取古人之誤謬，如 Katarrh, Katarrh 者流下之意，Catarrh 譯作粘膜炎；或冠以發明人之姓名，如 Walhofi 氏紫斑病；或以病理解剖的變化而命名。古代所用之名稱往往有差誤者，如 Anämie 原意「無血」，今譯作貧血，與原意為妥。

第三章 疾病之症狀

病狀者異常之生活現象也，可分為二種：

一 自覺的症狀 Subjective Symptome

二 他覺的症狀 Objective Symptome

自覺症狀者自己知覺之症狀也如頭痛眩暈疲劳飢渴之類然以個人之關係而有輕重若精神病者及嬰孩往往不明自覺症狀者由医師診查研及之症狀也如脈搏呼吸體温等之性質狀態等之变化也症狀有直接與間接之分由病變的臟器直接發生之症狀謂直接之症狀如肺癆之呼吸困难心臟病之全身鬱血腎臟之尿量減少及蛋白質鬱血等則为間接的症狀此外尚指定症狀 Pathologische Symptome 者为一種疾病之特徵如纖維膜性肺炎之鐵鏽色痰 Addison氏病之古銅色皮膚腎炎時之尿圓柱等是也

第四章 診斷

診斷者確定疾病之性質研究此種学術之学問曰診斷学 Diagnostik 与治療学有密切之關係为医者不可不知之技能也診斷有症狀的診斷

如以症狀而附以病名者、腹部膨滿、稱之曰膨腹。全身腫脹、稱之曰水腫。皮膚黃色曰黃疸。古之醫者流行之舊病理解剖學雖專以表各種疾病各有一定之病名、依臟器之病變部位、及其變化之狀態。而後附以病名。此即現代之解剖學的診斷、故古之所謂水腫。今日稱之曰十二指腸粘膜炎。診斷的方法甚多、除望問觸和測之外。尚有顯微鏡的、光的、細菌學種種檢查方法。

病死之後。由解剖的方法診定其病性者。曰定斷。Epiktive

第五章 預後

斷定疾病之結果。曰預後。Prognose 預後可分三種。(一)曰吉。(二)曰凶。(三)曰特

疾病之輕微而容易治愈者。或疾病不在重要之臟器者。為吉。病之不能全愈或必死者為凶。不能斷定其在吉凶者為疑。

疾病有良性惡性之別，可治者曰良性，不可治者曰惡性。又有輕重之別，重症者病重難治，或死之莫測之謂也。然而病性之良惡，決未必即為輕重之表示，如腸熱症Typhus Abdominalis症狀輕者，往結果良好，然亦有突然腸出血、腸穿孔而死者，故臨牀上即遇輕症，不能下良好之預後。巧拙由於診斷之精粗，故醫者必須熟練診斷，然病人之体質、年齡、知識及貧富等問題，均須注意而加以參考也。

第六章 经过

疾病由始至終之時間曰经过Verlauf，疾病之经过有長短，因之分為急性病Morbus Acutus及慢性病Morbus Chronicus。经过四星期乃至四十日以內者為急性病，至此以上為慢性病。急性病又有數種階級，於二三日內死者曰最急性，二星期以內死者曰最急性，四星期死者曰急性病急性病中之急性传染病大多数有一定之经过，自传染至发病之时间曰潜伏期 incubationis Stadium，由此发现种々不定病状，如头痛、眩晕、恶心等，曰前驱期 Stadium Prodrorum，继而发现固有之症状，曰进行期 Stadium incrementi，及至顶点曰极端期 Stadium Acme，继则减退曰退行期 Stadium decrementi，及至病状消失、恢复健康之时曰恢复期 Stadium reconvalescentia。慢性病之经过无一定。

第七章 转归

疾病之终局（全治或不全治）曰转归 Ausgang。全治 Vollständige Heilung，组织脏器之变化及症状完全消退而机能完全恢复之谓也，可分为二种：一、自愈 Natürliche Heilung，即所谓自然疗能；二、治愈 Künstliche Heilung，以人力辅助其自然疗能，即医者之设法医治，以缩短其疾病之经过也不经治愈 Unvollständige Heilung 者组织脏器病变而症状永久存在而不能恢复之谓也。

第二篇　病理解剖学总论 Die Allgemeine Pathologie Anatomie

物质与势力不能分离，有物质则有势力，物质有变化而势力亦起变化。吾人之身体则物质，吾人之生活现象则势力。若身体组织（即物质）有变化，则生活现象（势力）当然亦起变化。身体组织之变化曰病理的变化，生活现象之变化曰症状。总括病理的变化与症状即疾病。研究症状之学使临床病理学，研究病变之学即病理解剖学。

病理之本态即细胞之变化，细胞之变化须藉病理解剖始得阐明，即其屍体露其脏器，详悉其变化之所在，肉眼所不及者藉显微镜检查之，须得其病理变化之真相。一方面试验动物，研究各组织脏以上之病变状態及其发生之机转。

细胞之变化（即疾病之本態）可大别为二。

1 进行性变化　2 退行性变化

1 进行性变化：细胞之营养机能及成形机能过於旺盛而起肥大、增生及新生之謂也。

2 退行性变化　细胞之营养机能及成形机能过于衰弱而起萎缩、变性及坏死之謂也。

然细胞之营养与血液大有关係。若血液循环障碍，则必惹起细胞之变化。故論细胞之变化，須先述循环之障碍。

至於炎症兼有循环障碍、进行性及退行性变化之一種複雜的变化，故特别論之。至乎腫瘍，当归纳於进行性变化，然其範圍颇大，故各種病理学各體部分别論之今述其次序如下：

1、循环障碍 2、营養障碍 3、炎症 4、腫瘍

第一篇 循环障碍 Circulationsstörung

A 全身的循环障碍 B 局部的循环障碍

第一章 全身的循环 Allgemeine Circulationsstörung

血液常循环一定之方向而運行不変者由于心臓之収縮而擴張之連動故也故心臓为主宰血液循环之中枢血液能常循环不息者動静脉間之血压有強弱不同之故也

大動脉血压 200mm 水銀柱

頸動脉血压 130-160mm 水銀柱

股動脉血压 120- mm 水銀柱

接近心臟之大靜脈（〇一、二、二、）為心臟較近之靜脈。其血壓稍增，究其原因亦在心臟。

靜脈血之逆流，除心房擴張以外，尚有胸廓之陰壓作用及筋肉之收縮運動亦足補助之。

全身之血液循環起有障礙，則其血流及血壓起變化，即為心臟之疾病及器官抵抗之變化。

第一節 心臟之疾病

1 心肌質之變化 2 心冠動脈之變化 3 心神經裝置之障礙 4 心周圍組織之異常 5 心瓣膜之變化 6 心肥大 7 心衰弱

1 心肌質之變化、心筋質發生心筋炎（急性傳染病時）及發生脂肪變性（燐、砒等中毒時）之時，則心臟之收縮擴張運動減弱。

[illegible]

2、心冠動脈之变化、因血之或血栓等關係而冠狀動脈之管腔閉塞或狹窄，則心之營養發生不良，致有脂肪变性及坏死等

3、心神經裝置之障碍：心臟因迷走神經或交感神經之障碍而發生全身循环障碍，甚至心臟麻痺

4、心周圍組織之異常、心囊內液質增多則妨害心之運動，若從隔膜一腫瘍及大動脈瘤等皆足以妨害心臟之張縮。

5、心瓣膜之变化、a、僧帽瓣閉鎖不全 B、僧帽瓣口狹窄 C、大動脈瓣閉鎖不全 D、大動脈瓣口狹窄 E、三尖瓣閉鎖不全 F、三尖瓣口狹窄 G、肺動脈瓣閉鎖不全 H、肺動脈瓣口狹窄

二、a、僧帽瓣閉鎖不全：先起左房鬱血而右室肥大，結果全身鬱血

B、僧帽瓣口狹窄、與上同

C、大動脈瓣閉鎖不全之 先起左室肥大继而左室亦鬱血终之至全身鬱血

D、大動脈瓣口狭窄之 同上

E、三尖瓣閉鎖不全之 先起右房鬱血右室肥大结果全身鬱血

F、三尖瓣口狭窄之 同上

G、肺動脈瓣閉鎖不全之 先起右室鬱血继而左室肥大终至全身鬱血

H、肺動脈瓣口狭窄之 同上

6 心肥大之人 特发性心肥大 1 因身体之劳力及神经兴奋

2 续发性心肥大之心弁疾病及血压抵抗上升之疾病而起的代偿性肥大

7 心衰弱（代償機失職之性心筋肉）

Ⅰ 左室变化、大動脈血量减、少血压下降諸臟器貧血左室鬱血小

Ⅱ 循环障碍肺毛细管鬱血而右室肥大

Ⅱ右室衰弱、 肺動脉血量減少，肺貧血右室鬱血末稍静脉逆流障碍全身静脉鬱血

第二節 血管全抵抗変化

1.血管抵抗之上升 2.大循環全抵抗之下降 3.小循環全抵抗之上升

多1数動脉管收缩之时则血压亢進

人血管抵抗之上升

Ⅰ一时的血管收缩起于心之患、

Ⅱ、继續的血管收缩起于慢性腎炎 脚氣先天性動脉狭窄動脉硬変質性動脉擴張等

乙、大循環全抵抗之下降 血管運動神経麻痺而血管擴張之时發生之

原因：Ⅰ、细菌毒（肺々球菌、緑膿菌、白喉菌）

三、化學毒（酒精（Chloral），hydrat）

四、反射性（震盪症）

五、小循環抵抗之上升

肺與肋膜之疾病而障礙呼吸之時發生之甚大者如肺氣腫肺硬變等肺毛細管萎縮之疾病、或肋膜腔內有滲出液而肺受壓迫或大動脈有腫瘍而大動脈受壓迫之時若障礙大而抵抗亦強大之時肺動脈及右室之四壁亦進行繼續長久則發生代償性心肥大與進行右室起鬱血而全身靜脈起鬱血

第二章 局部循環障礙

身體之局部之血液量受動脈血輸入及靜脈血輸出之支配

人動脈血之輸入量多少者有關係者如下：甲 心臟作用之強弱

大凡之部　一、二、

B、血管之廣狹　C 血管運動神經之作用，

乙、靜脈血輸出之多少有關係者如下　甲心臟搏張之功力或弱與否

B、呼吸與筋肉運動之輔助作用有無減弱　1.充血　2.貧血

、充收之血液分佈情形　4.出血　5.出淋巴　6.水腫　7.血塞　8.栓塞　9.血液靜止

第一節　局部充血 Locale hyperämie

血管或血管壁有病變或有其他原因而血液之輸入或輸出失其常

又之於某部之血液異之有增多者曰充血 Hyperämie 充血因流之性質、

而可別為下　A、動脈性充血　B、靜脈性充血

A、動脈性充血 Arterielle 又舉稱充血 Hyperämie

同部動脈毛細管擴張而血液之輸入增多亦實之謂也動脈充血又為肉

、血管壁弛緩　a、器械的作……摩擦溫熱　B 化學的作用、：Atropin

C、细菌的作用

D、血管壁外之压迫一旦突然除去之时……如压迫卵巢囊腹水等

2、A、血管壁運動神经障碍　B、血管擴張神経興奮

B 血管収缩神経之麻痺　C、反射性交感神経之麻痺

3、代償性充血　充血之種類

1、凡因血管壁弛緩而起之充血曰筋性充血 Myogene Hyper-

2、凡因血管擴張神経之興奮而起之充血曰神経緊張性充血

Neurotonische Hyper 如芥状菊刺激剂蟹毒等一时性之皮疹

3、凡因血管収缩神経不麻痺而起充血者曰神経性充血 Neuroparalyt-

ische Hyperämie 脑神経之病有交感神経纖維麻痺之时發生之

4、神経緊張性知小结麻痺性之充血总称之曰特發性充血 Idiop-

[illegible]

atische Hyperämie

5反射性交感神經之疾患而起之充血者曰反射性充血reflektorische Hyperämie如大患發達期之顏面發疹於心臟瓣膜病肺炎結核等之一側顏面頸部之斑狀充血等是也

6、一局部之甲動脈枝閉塞（結紮血塞栓塞）則此部之血量減少然與此吻合之乙動脈枝之小區域內為補給代償之作用曰代償性充血Kompensatorische Hyperämie又曰側枝性充血Collaterale Hyperämie

充血之徵候

1、外觀：局部潮紅腫脹溫度高毛細管搏動及機能亢進

2、手術時所見：充血之臟器一般腫脹皮膜緊張切開則有血流出又因小血管擴張故樹枝之影歷歷可見

3、屍体解剖时所見：吾人体内之血液其分佈状況死後即起有変化生前充血死後完全消失故多数不能在屍体上証明

五、動脈性充血因血管收縮神経之麻痺或血管滑平筋之擴張而血流加速毛細管之擴張而呈鮮紅腫脹搏動灼熱等充血由化学的物質細菌的毒素温热光線等之刺戟及神経之反而发生之

B、静脈性充血 Venose Hyperämie 一名鬱血 Stauungshyperämie

鬱血者静脈還流困难之时发生之

血行静止之时血压亢進赤血球由小静脈及毛细管壁滲透而出稱之曰血管滲透 Diapedosis

鬱血之原因 Aetiologische

1、静脈管之狭窄閉塞 之 心臟運動之障碍

3、呼吸障碍。

4、筋肉之運動廢止 輔助机能之障碍。

1.静脈管之狭窄閉塞：静脈管外部如有腫瘍滲出物結扎绷帶之壓迫或静脈管腔狭窄閉塞之時，則於其相當區域內起鬱血。然静脈有許多吻合枝互相交通，故一部分之閉塞可由吻合枝代為補充其血行而不至於發生鬱血。若大静脈幹部（如鎖骨下静脈、股静脈）或静脈枝全部或無吻合枝之静脈（如髂静脈、門脈、肺静脈等）閉塞之時，則其末梢部容易發生鬱血。

2.心臟運動之障碍：或曰心臟疾病。而心運動衰弱，如心弁膜病時之代償障碍，而起全身鬱血；或因全身熱病、貧血，亦心臟衰弱、心筋變性等而起全身鬱血。

3.肺臟有病而呼吸運動不完全者：胸腔内陰壓作用。而發生產

○于是靜脈還流不能完全之時。則起鬱血。

4筋肉運動停止之關係：如久者之下肢靜脈鬱血。即所謂靜脈擴張Varice。如坐業者之痔靜脈擴張。即所謂痔瘡Hämorrhoiden之謂也。

鬱血之徵候

1.外觀的徵候：靜脈鬱血呈青紫色Cyanose。如手指、足趾及口唇。齒齦等。粘膜部尤為顯著。鬱血部溫度下降。組織硬度增加。往々續發水腫。因硬度益甚。又因營養不足之故。而机能發生障礙。為腦鬱血時眩暈及精神抑鬱等症狀。如肺壓血時之呼吸困難。腎鬱血時蛋白尿等是也

2解剖上的徵候：鬱血持久不愈。則臟器之實質細胞為擴充之

細管所壓迫。而陷于萎縮。往々見于肝腎等鬱血之時。又因靜脈壁及其結締組織之結締質增殖肥厚。而呈蜷蜒膨張之赤青色硬変 Cyanose Lir- Cirrhose。往々見于肺。腎之鬱血。又有色素顆粒沉着于其上。是乃滲出之赤血球。血色素游离而起沉着之故也。

鬱血之利用

近来應用人工鬱血。以治療各種炎症之疾病。稱之曰鬱血治療 Stauungstherapie。由 Bier 氏所發明。此種療法。成績頗佳。其收效理由 Lubarsch 云。組織之新陳代謝。因鬱血而起変化。于是不適合于細菌之生存。其結果增强自然治療力而就痊愈。細菌之不能生存于鬱血部。証之從前之实験已足為信。如結核患者。有因心臟弁膜病而起肺鬱血全愈者有之。又 Hamburger, Rubzel 氏等之研究云。脾脱疽菌在鬱血部。郎失其素性。而完全消滅。

静脉性充血者。因静脉還流之難而發生之。有泛發性及局部性二種：

泛發性鬱血。因腫瘍之炎病等病變之壓迫也。或因血栓，栓塞，寄生物等之関係，而管腔狭窄閉塞及輔助運動等廢止而發生之。

第二節　局部貧血 lokale Anämie.

身体之一部動脈毛細管內之血液量減少之謂也

局部貧血原因

1. 壓迫性：如動脈管外面有結紮，腫瘍及滲出液等之壓迫。

2. 閉塞性：如動脈管腔內有血栓，栓塞等之閉塞。

3. 痙攣性：如動脈管輪狀筋起痙攣性收縮之時。

A. 直接作用于血管壁者。如寒冷。Adrenalin。

3. 作用于血管收縮之神經者。如炭酸等。

4. 反射性：腎及副腎受損傷之時。脊髓軟膜起反性貧血。如Hysteria病人之痙攣與麻痹。有一部分亦屬于反射性貧血。

5. 側枝性（即代償性）：（甲）臟器起過度充血之時。（乙）臟器之血量不得不減少而起貧血。如腹膜、肋膜等起高度充血而腦起貧血。致有不省人事之虛脫現象。

6. 麻痹性：生理上運動之時。即起充血。休息之時。血量減少。故四肢筋肉麻痹者。此部必有貧血。又吸入Chloroform之時。其腦髓呈貧血。

徵候

蒼白，縮少，溫度下降，機能減少。先發刺戟症狀。如耳鳴、痒感痙搐。續發麻痺。如五官麻痺。

第三節　死後之血液分佈情形與生前不同。

1. 動脈管內空虛無血液。
2. 血液以自己之重力而沈降于下。
3. 左室內空虛無血

此外死後赤血球內。血色素游離而浸潤于接觸之組織。如心臟及靜脈之內膜瓣等。染有暗赤色斑色。

第四節　出血 Blutung

不論心臟動脈靜脈及毛細管。凡血液漏出血行系以外者。曰出血。

出血之種類：

1. 破綻性出血

、失血急之分類

2、侵蝕性出血

3.濾出性出血

4.神經性出血

5.出血性素質

1.破綻性出血者。血管破裂而起之出血。其原因：

a.外傷　b.血壓亢進　c.血管壁有病變。

b.血壓亢進：窒息，番木鱉中毒。破傷風等血壓亢進之出血祇有毛細管出血。若血管壁有病者。即微弱之血壓亢進。亦足以發生動靜脈之出血。

c血管壁有病變：脂肪變性。動靜脈瘤。動脈硬變。

2.侵蝕性出血：血管周圍之潰瘍。壞疽。侵蝕血管壁。或腐蝕藥之腐蝕血管壁。而起出血者是也。

3.漏出性出血：血管壁無破綻。而由粗鬆之毛細管之壁之細孔（Stigmata）滲透而出血者是也。大概起于小靜脈及毛細管。為限局性小出血。若斷續長久範圍擴大者。與破綻性出血不易辨別。

原因：局部之循環障碍（如鬱血、貧血）。血液靜止。血管壁發生变化之時發生之。

4.神經性出血：血管運動神經興奮及麻痺之時發生之。如諸腦病者之胃腸出血。及Hysterie者皮膚出血。如月經停止之時。粘膜出血（代償性出血）

5.出血性素質：⑴先天質性素質。如血友病。⑵後天性素質。如：

甲、壞血病。出血性素質斑病等（營養不佳而來的）

乙、諸種傳染病及中毒病。

丙、惡性貧血。白血病。假性白血病等。

出血之名稱可別為二種：1.內出血（是出血不與外界空氣接觸）。2外出血（出血有與外界空氣接觸）

又有以出血之部位而分別者。如衄血。咯血。吐血。子宮出血之類。又有以出血之性質而分別者。如動脈出血。靜脈出血。毛細管出血。

出血之變化

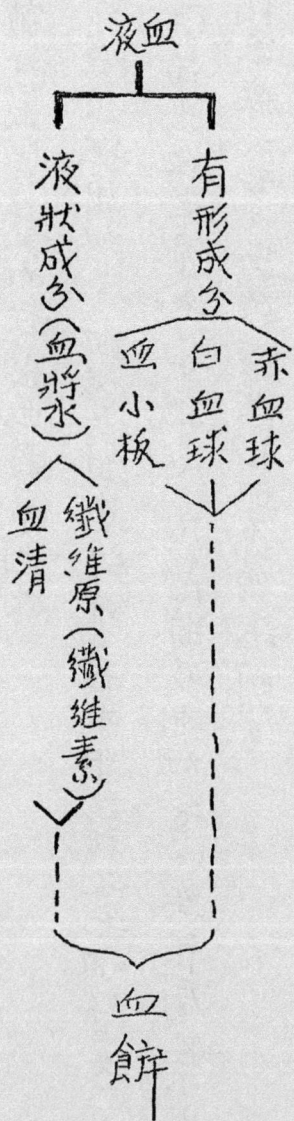

血液
- 有形成分
  - 赤血球
  - 白血球
  - 血小板
- 液狀成分（血漿）
  - 纖維原（纖維素）
  - 血清

有形成分 ＋ 纖維原（纖維素）→ 血餅

血液在組織內。血清即為吸收。纖維素漸々溶解而亦為之吸收。血色素漸漸變為血液內顆粒色素 Hämosiderin 或血液菱形結晶 Hämatoidin 色素顆粒而沉著于組織。

出血之結果

血液平均為体重 $\frac{1}{13}$—$\frac{1}{14}$（依个人之関係而有不同者為 $\frac{1}{16}$—$\frac{1}{30}$ 若初生兒為 $\frac{1}{19}$）如体量 65kg 則血液量為 5L。出血多量者。則起貧血。若失血至 $\frac{1}{4}$ 則小動脈起收縮。以維持其血壓。若失血至 $\frac{1}{3}$ 則血壓下降。若失至 $\frac{1}{2}$ 則生命危險。若急速出血者則危險更甚。對于局部則依地位而有不同。如腦出血。即小出血亦有大危險。如皮下出血。筋肉内出血則無大害。

第五節 出淋巴 Lymphorrhagie

淋巴管壁破裂。淋巴液漏出于臟器之表面。或体腔內者。曰出淋巴。小淋

共 學 級 試 題 華南中西醫杏

巴管內之壓力微弱。則無損傷。出量不多且易停止。大淋巴管破裂之時。則有大量流出者。淋巴管破裂之原因：

1.外傷 2.管腔閉塞。如瘢痕性狹窄。腫瘍。結核及寄生蟲(住血吸蟲 Filaria)等。因之淋巴液滯積。而內壓亢進。致管壁破壞(胸管破裂之時因其中含有乳糜 Chylus)。故有乳狀液流出于肋膜腔。或腹膜腔。稱之曰乳糜性腹水 Chylöser Ascites。或乳糜性胸水 Chylöser Hydrothorax。

乳糜尿 Chylurie：排出之尿如乳狀者。曰乳糜尿。其中除蛋白質外。尚含有許多脂肪球。原因是住血絲狀吸虫 Filaria Bancrofti 寄生于下腹淋巴幹。及胸管內將胸管閉塞。障碍乳糜之還流。于是乳糜滯積。乳糜管擴張。乳糜逆流。內充實膀胱內。即為乳糜尿。在病理解剖学上不能証明腎臟之變化。及輸尿管之尿成分不含乳糜。故知乳糜尿不由腎及血液而來逕

（此種病蔓延于極热帯地方）

第六節　水腫　Oedem

生理上血液内之液状成分。由毛細管浸澤于組織。稱之曰淋巴液 Lymphe 又曰生理的濾出液 Physiologisch Transsudat。

Haidenhain 氏云生理之濾出液者。毛細管内皮細胞之特异机能。所形成之分泌物也。故生理的濾出液。由濾過机能及内皮細胞之分泌机能而形成之。此種淋巴液在組織内混溶其新陳代謝產物。再由組織破裂。吸入淋巴管内。經淋巴總管（胸管）而入靜脉。後歸入血流。

蟹肉、貝类、鶏卵等。對于皮毛細胞有刺戟作用。可以亢進淋巴淋之分泌机能。

由毛細管壁浸澤于組織之淋巴液增多之時。則一方面增進淋巴管之吸收作用。以為調節。若淋巴液增多。而吸收不增進。則體内或組織滯積過多水分。而成為水腫 Oedem。此液稱之曰漏出液 Transsudat 此液瀦留在体腔内者曰 Hydrops 因部位之関係。而各异其稱謂。如心囊水腫 Hydropericard。胸水 Hydrothorax。内腦水腫 Hydrocephalus internus 陰囊水腫 Hydrocele。腹水腫 Ascites 等。漏出液之浸淫于皮下組織。筋骨。結締織。腺狀器。肺臓臓内等組織、内者曰 Oedem。

水腫之種类与原因

1.充血性水腫。 2.鬱血性水腫。 3.淋巴還流障碍之水腫。 4.毛細管及靜脈壁之变化。a 神經性水腫。b 炎病性水腫。c 悪液質性水腫。 5.充填性水腫。

因血管之運動神經之障碍。毛細管内皮細胞之分泌机能變化而起。

故可認為神經性水腫。如皮膚。喉頭。氣管。鼻粘膜。胃膜。筋肉等所發生之一時水腫。即急性局部性水腫。此外如蕁麻疹結節紅斑性及帶狀匐行疹等皆屬之。

丙、鬱血性水腫：血管內壓力亢進之結果。鬱血發生之時。則起水腫。如腫之程度。依血行障礙之弱強為比例。濾出液內之蛋白量。隨壓力之增強而增加。如肝硬變時之腹水。心臟病時。全身鬱血之全身水腫。

丁、淋巴逆流障礙之水腫：大淋巴管。如胸管起障礙。或淋巴管之大部分發生障礙之時。則發生水腫為乳糜性水腫。

戊、毛細管壁及靜脈壁變化之水腫：若繼續鬱血與貧血。酸素缺乏。高温。寒冷。火傷。中毒。腫瘍。傳染病及血管運動神經奮興。麻痺。能使血管壁變化而起水腫。

a、神經性水腫：血管擴張與奮（如刺戟鼓索神經及舌神經則舌起水腫或血管收縮神經之麻痺（尚未有例）

b、炎症性水腫：因傳染病。中毒。溫度及外傷等原因。而血管壁發生變化。血液內之血漿。由血管壁漏出。故與鬱血病之水腫稍有不同其富有蛋白質及白血球。且有凝固性。

c、惡液性之水腫。一名稀血性水腫：稀血有兩種：

(一)狹義的稀血：即血液內之蛋白質量減少。而血液稀薄者。

(二)即水血症：因血液內水分增多。而血液稀薄者。

若全身血液之質性。一旦起變化（貧血之稀血）。或循環血液內有毒物之作用（腎炎時之化學的毒物及細菌毒）。致全身血管壁起一種變化。而促成血液液分之漏出。而成為水腫。

药物学

《药物学》引言

《药物学》为华南中西医专门学校教材之一，杨忠信撰述。全书内容可分为两个部分。第一部分标题“中国药物起源的研究”，仅有9页内容。论述了中国药物的起源大概经过迷惘、怀疑、认识、应用、研究五个阶段。第二部分版心题“药物学讲义”，共收录33味药物。所列中药大体按照形态、释名、别名、原植物、入药部分、产地、性味、主治、用量、配伍、禁忌、处方、著名方剂、炮制、成分、生理作用、医疗应用、鉴别、前代记载、近人研究、编者按等进行介绍。此外个别中药还包括近世应用、中外验方、东人之说、民众治疗、疡科方载、杂论、正误等条目。全书不仅博采古代本草文献，而且采纳日本汉方家、国内中西汇通学者的认识，在“编者按”中对相关问题进行细致论证，体现了编者本人较为深厚的学术功底。

中國藥物起源的研究

楊忠信撰述

從前研究中醫的老先生們多半是迷信「聖人」這兩個字的以為「聖人」天亶聰明「傑出群衆」他—聖人—可以創造宇宙包辦文化甚至可以長生不老所以「聖人」所說下来的話所幹的事誰都是抱着「尊因」「奉此」的態度絕對不敢說半但不字的現在中醫退化到這步田地原因雖然很多我想那「聖人」兩字至少也要負點責任罷

說起中國藥物的起源誰都是說「神農氏嘗出來的」要問起神農生理的構造也和人們一樣這百草如何的嘗法他們—從前的老夫子—沒有話說只好拿「聖人」二字了此問題我們要注意「神農是聖人」所以能嘗百艸同時我們也可說「神農是個畜生」怎麼說神農如果是畜生這百艸如何能嘗

况且藥物之產地不是聚攏在一處，和現在的藥店一樣可以信手拈來。假使到山西去嘗党參，到四川去嘗附子，神農早就疲于奔命了。况且當神農的時代，有許多地方荒烟蔓草，渺無人跡，神農便有心嘗藥，也無辦法。藥物的組織不止一類，我們就是承認神農能夠嘗藥，也不過植物一類，礦質是嘗不出什麼來的。毒物是不能嘗的，試問附子、砒霜、巴豆這些東西是不是可以隨便嘗試的嗎？

據近代史學家按照社會進化的定例說：「一部上古史決不是三皇五帝几個什麼聖人所能包辦的，就中的神農氏也不過代表一個時代——耕稼時代——并不是真有其人」，照這樣說法，所謂神農嘗藥也等于「女媧補天」「黃帝乘龍」同為神話資料而已。

神農嘗百草，這句話在考據上也有些來歷的。《淮南子》……古者民茹毛飲血，采樹木之實，食蠃蠬之肉，時多疾病毒傷之害，于是神農乃教民播種五穀，相地土宜燥濕肥磽高下，嘗百草之滋味，水泉之甘苦，令民知所避就，當此之時，一日而遇七十毒……」淮南修務篇

這嘗百草之滋味一句，便是後世神農嘗藥的出處，但細玩淮南子原文，並不是一定說神農嘗藥，不過說神農嘗辨百草，什麼可以做民衆的食料，什麼是不可以吃的，後世誤會神農的意思，以為神農嘗辨百藥，真是「數典忘祖」

陸賈的新語也有幾句可以証明，神農嘗辨百草，是為民擇食料，而不是為民嘗藥的，他說「……民人食肉飲血，衣皮毛，至于神農以為行蟲走獸難以養民，以求可食之物，嘗百草之實，察酸苦之味，教民食五穀……」——陸賈新語道基篇

照以上看來，神農嘗百草，這几句話那有存在的餘地，據古書的記載，說嘗藥的也不止神農一人，孔叢子說「伏羲嘗味百藥」，孔叢子雖然是一部偽書

然仍且丁

二

[illegible]

本來關於古代嘗藥的傳說已不是一致的了。一種事物的發現決定不是從天空裏掉下來的，我們仔細研究總有牠的「前因後果」。中國的藥物學既不是神農嘗出來的，那末藥物的發現和藥物的成功究竟是怎樣的一回事呢？要解決這個問題是要根據古代的歷史來加以探討的。

有史以前的人類在新石器時代，頑頑瞑瞑，昏昏噩噩，知識方面固然極其簡單，生活資料也萬分缺乏，如飲食一端，陸居的吃草木之實，山居的吃鳥獸之肉，傍近水濱的吃魚鱉螺蛤，這些東西不夠服食，樹皮草根也是掘剝乾淨用牠充飢。誰知我們中國光明燦爛，雄視全球的藥物學，就在這無意識剝樹皮掘草根的時候產生了。這層理由並不難了解，因為藥物的多數材料大都以植物為大宗，當時的民衆，樹皮草根是他們日常的食料藥用植物，

在那時也不過和我們現在吃的青菜蘿蔔一樣應用在活上並不是怎樣希奇的一回事

他們這樣的生活着大黃也吃巴豆也吃鬧羊花樹子等無所不吃——但是他們并不長久這樣的——及至藥性發作的時候生理上起了突然的不可思議的變化這時對于他吃下去的東西開始疑懷來但是還不能十分斷定是食物的變化及至一再的遇着同樣的事——腹瀉麻醉——他們開始覺察並且認識了怎樣形的東西牠的變化——功用——怎樣由此可以得到個普遍的共同認識

在上古的時候吃的是樹皮草根等等不易消化的食料那末在他們的生理上必定發生「䐜脹」等病又為居處不定受風寒的侵襲生活上不免有病的徵象不過那時幸虧他們抵抗疾病的能力很強不大覺得痛苦有時也竟凡

註一 勿名

三

[illegible]

會好了，但是藥物有時吃下去，竟會于不知不覺中發生療疾的功能，譬如「膜脹」的人吃下大黃、巴豆，肚瀉下了，會覺得舒暢了許多，再吃竟會好了。這是他們對于攻下藥、麻醉藥最初的認識。

復次，天天嘗試攻下藥、麻醉藥，身体當然是「枯槁瘦瘠」，那天天嘗試人參、地黃的人們，他的身体當然是「腦滿腸肥」起來，有一天這兩種人聚攏在一起，彼此交換知識，于是他們倆對于大黃、附子、人參、地黃，都得了一個很深的印象。

他們像這樣千百次的試驗，億萬人的傳說，藥物當然是一天天的進步，所以我說中國有史以前，藥物早就「根蒂完固」，自後政治上的組織也繼續進步，社會上的生活也逐漸完備，那藥物學倒反入于傳頌時期了。

本來一種事物的創始，大都是偶然的觸發，而後逐漸演進的結果，邃古先民為找尋食料，竟會產生「光明燦爛」「雄視全球」的藥物學，這雖然得之于「偶然」

偶發」但是也不知犧牲了幾多人的生命，絞了幾多人的腦汁，纔有今天這種洋洋大觀的神農本經，我們研究藥物學的人們坐享其成，這是應該如何感念的呢！

藥物最初見于記載的要算是詩經了，例如『言采其蝱』——說文解字注蝱，貝母也——又『贈之以芍藥』又『采采芣苢』——陸璣疏云芣苢一名車前，一名當道，喜在牛跡中生，故曰車前當道。但據劉孝標辨亡論注芣苢澤瀉也，兩說不同——藥物學在那東周時候已竟是詩人歌詠的資料，這藥物學的知識在當時的民眾必然更是很普遍的了。

除了詩經而外，還有一部爾雅，上面關于藥物的記載更是不勝枚舉，爾雅最初的作者，相傳是周公旦。此說雖不足據為定論，但是藥物在成周以前，已竟「功程圓滿」那是無疑的了。

藥物學

由此我們可以追溯藥物的起源，大概經過下列的五個步驟。

(一)迷惘　就是人們在茹毛飲血的時代，將藥物當做日常的食料看待，與樹皮草根一樣看法，根本的使用。

(二)懷疑　就是吃下藥物以後，藥性發見引起他們的懷疑和注意，但有時也能引起試驗的好奇心

(三)認識　他們既然經過突然的教訓，懷疑注意和試驗，再加朋儕們經驗的結果，其總和就是對乎藥物智識的了解和認識

以上三個步驟，古人——我們的先民——已經做到，並且有絕大的貢獻，還有尚在進行中的是，

(四)應用　這個步驟是一成不變，並且是無窮期的，

(五)研究　這是我們現在應負的担子，中醫較西醫所長大半在藥効上，

所以醫界的存亡，全視我們努力的程度如何而定。

由此看來，「神農嘗百草」為藥物學的起創者，那是頂天大錯牠！藥物學！是犧牲了幾多先民的生命，經過了千百次的試驗結合了無量數無名藥物學家的心血成功的，並不是一個獨裁的「聖人」帶出來的。

藥物學　完　華南中西醫學專門學校

形態 本植物地下莖長数寸至数尺不等。鬚根多少不一。苗由地下莖上端蘆頭處發生，多数簇生，長柄，葉枝長三四尺不等。葉枝繁盛。生長稠密，如豌豆之簇生狀。柔枝細長，蔓葉嫩形如杏葉而甚小。葉之主脉明顯，支脉不甚分明。葉柄細長。全苗之葉皆係對生，均呈綠色，微帶碧石黃色。夏季枝間開梅花式荳花形之小花，秋季結莢，角長約寸餘。剖之內藏数粒豆形種子，名曰党參荳。結初莢角呈青色，成熟時候呈黄褐色。深秋苗則乾枯如白絲，來年春風吹之生。

釋名 党參（党地名，即古上党也）。釋名党所也，在于山上，其所最高，故曰上党。今長治、長子、屯留、壺關、潞城、黎城、襄垣、平順八縣，即古上党也（按地理及山脉言，在山西省東南部，太行山之南端也。隋文帝由上黨發現參。名曰黨參。參々卅名故從卅從參。參々同浸。浸々漸之意。即年久參漸長成之意也。

產地

山西潞安府所產之黨參曰潞黨參。山西遼縣所產之黨參曰遼黨參。山西五台縣所產之黨參曰台黨參。山西交城山野所產之黨參曰交黨。中國北部歸綏區大清山所產之黨參曰大山黨。四川山野所產之黨參曰川黨參。又名南黨參者。係各商多由河南漳法約會販賣者。陝西終南山所產之黨參曰南山黨。又有係人工栽種者名種黨參。山野生者名野黨參。色白者名白黨參。山西黎城縣產用紅色土搓染者名紅黨參。根蒂皮紋螺旋纏繞如獅子頭者名獅子盤頭黨。黨參全形小如防風者名防風党。

性味　甘平無毒。

主治　健脾胃補虛。增進四肢[illegible]代[illegible]功。

用量　一錢半至三錢。

泡製　生用、或土炒。以其健脾有特殊之功，並可去党參內之油質也。

成分　本品含有澱粉、糖質及少量脂肪。

生理作用　本品能補助胃腸之消化，促進乳糜之吸收，又對淋巴系及血行系，能增進新陳代謝之功用。

醫療應用　以西醫研究，用為強壯健胃藥。治慢性（又痛）加答兒。適胃弱症之吞酸嘈雜，消化不良，飲食不思，口渴。又用於糖尿病之初期及慢性胃病之初期並恢復期，屢奏特效，對于

藥物學講義　二　華南中西醫學專門學校

一切衰弱症候，而有強壯健身体之效力。

党參与參之區別

中醫研究者，人參党參多混合為一物，而不分別。之參，為五加科植物；党參為荳科植物。分明兩種，而不能混淆。何俗醫竟以一物而互用哉（考本經人參味甘微寒，主補五藏，安精神，定魂魄，止驚悸，除邪氣，明目開心益智。久服輕身延年。決非指今日荳科參而言）偶而長成人形者，可謂之人參；不成人形者，只可謂之參，不可謂之人參（荳科參、五加科參，同一植物也。何時何地不可生長。在古時中國山西行省上黨潞安遼縣等處，焉知不產五加科參，焉知其時不有荳科參。彼時即有荳科參，而偶成人形者，亦不能謂為五加科參，而混稱呼也）（以五加科參及荳科參比較潞州，迥然不同。五加科參苗葉分數椏，每葉分五歧，根長數寸。桔梗科參莖似蔓成，葉生如點，根長數尺。觀察植物形態顯然兩種，此不能認兩種為一物者一也。五加科參為興奮劑，桔梗科參為强壯健胃劑。實效藥效成分功用各異，不能認兩種為一物者二也。（兩）以中醫藥效言之，人參為溫補峻烈之劑，用于峻補五藏陽氣之君藥；党參為平補和緩之劑，用于滋養脾胃之要藥。不能認兩種為一物者三也。

近人研究

趙燏黃曰：中医研究党參氣平味甘，為足太陰脾經、足陽明胃經二經要藥。若須謂山西太行山所產之党參，卻有甘平補肺之力，不比人參甘溫，有峻補之功，亦不是沙參性寒專泄肺氣也矣。趙程謂党參甘平，補中益氣，生津和脾胃，除煩渴，中氣

[illegible]

微虚用以調補，甚為平安。崗宮繡列党参性散寒之類，又謂党参為補肺虚氣之品，屬[illegible]和，謂党参多作甘平清肺之藥，用為人参之代用者，誤也。余在実驗上，對于脾胃之虚弱等症，令其多服久服，余則奇效，蘇識甚緩，惟是用于老年人或氣虚之体下肢浮腫及四肢面部水腫，配合五皮飲加於术，奏效甚速。總之党参之氣平，與淡品藥物同用最為相宜，尤宜于虚弱之症，不宜于実熱之症，寧可一日內多服數劑，不可一劑內用其大量。

編者按

促進乳糜之吸收，對于淋巴系及血行系能增進新陳代謝之作用，此說証以中說之脾胃不健運化無[illegible]實相脗合。吾嘗治脾胃虚弱如納少便泄等，所用四君、六君、異功諸方中，其用人参者，均以党参或生用或炒用代之，均著奇效。

釋名　桂之枝也

產地　四川

性味　辛甘温

主治　本經上氣咳逆喉痹利關節補中益氣久服通神…不老

主治：寒　表散行血溫經

別錄心痛脇痛脇風溫筋通脈止煩出汗

元素去傷風頭痛開腠理解肌表發汗去皮膚風濕

成無己泄奔豚散下焦畜血利肺氣

震亨橫行手臂治痛風

藥徵　桂枝主治上衝也兼治奔豚頭痛發熱惡風汗出身痛之證

近世應用　解肌藥。通絡藥。痰飲藥。

泡製　生用。白芍拌用。

用量　四五分至二三錢。

禁忌　陰虛火盛。

配伍　配麻黃、柴胡、荆芥、防風、生姜、葱白，治風寒束表，配桑枝、牛膝、附子、威灵仙、茯苓，治関節疼痛。配蘇子、杏仁、厚朴、半夏，治咳逆上氣。

前代記載　鄒澍曰：凡藥須究其体用。桂枝色赤，條理縱横，宛如經脈系絡。色赤屬心，縱横通脈絡，故能利關節，溫經通脈，此其体也。素問陰陽應象大論曰：味厚則泄，氣厚則發熱。辛以散結，甘可補虛，故能調和腠理，下氣散逆，止痛除煩，此其用也。

其用之之道有六，曰和營，曰通陽，曰利水，曰下氣，曰行瘀，曰補中，其功之最大施之最廣，無如桂枝湯，則和營其首功也。

夫風傷于外，壅遏衛氣，衛中之陽，与奔逆相逐，不得不就近營氣為助，是以營氣弱衛氣強，當此之時，又安能不調和營氣，使散陽氣之鬱遏，通邪氣之相逆耶。

東人之說

和漢藥物考曰：桂皮為揮發油、護謨質、糖質、單寧酸等。

藥物學曰：揮發油之作用，揮發油為一般刺戟皮膚作用之外，有多少之防腐作用，且適量內服，有健胃之效，使吸入之，則防腐氣道，兼減分泌，故使用于肺壞疽、化膿性氣管支炎等，由內服亦使一部氣道分泌，有同一之效果，又于尿中排泄，增利尿及防腐其尿，又其二三物質，應用于神經性諸病。

華南中西醫學專門學校

藥物學試題

二 芳香苦味藥、泚芳香藥及辛辣藥

一 屬于此類藥物，皆含有揮發油，故有多少之防腐作用，得竄入于皮膚黏膜等之組織內，故有局部刺戟作用。貼用之則起灼熱充血，若長此刺烈之物，則誘起炎證，發為疼痛之水泡，故含有一定之揮發油之生藥，又為有效之皮膚刺激藥。而內服之，則刺戟胃腸之黏膜，一部為反射的，一部以充血之結果，使亢進其機能。且依其香味，亦與以自口內服之，則發炎證頗甚。不然，若連用之，則喚起慢性胃病。揮發油至腸，亢進其機能，盛其蠕動運動，是以含有揮發油之藥物，可用為驅風藥也。若用大量，則發腹痛吐瀉，且充血於腹腔及其接近部之臟器，是以此種藥物，有時用為通經藥，有時則为子宫出血。流産之原因也。揮發油于通常量。無不可謂有吸收作用。然其一部自肺排泄。容易咯痰。故应用于氣管支疾患。又其一部与窒素性酸抱合而出于尿中。呈利尿作用。但用大量。則刺戟腎藏。發为蛋白尿等。腸管内物質腐敗而發發酵。因發酵而發出一種氣体（瓦斯）凡揮發油均能排泄此種氣体。是名驅風。服藥後轉失氣是作用之表現。

編者按

自有清中葉。蘇派学說盛行以後。桂枝之价值。遂無能解病屬外感。既不敢用之。肌解病屬内傷。更不敢用之。以補中不免有藥材之嘆。編者遇有麻黄、湯証。懼病者疑麻黄之猛悍。輒以荊防代麻黄。而以桂枝佐之。亦效。蓋桂枝本質原無發汗之能力。以其辛香竄散。故可助發汗藥之作用。蘇派医生所以不敢用桂枝。其理

二一

[illegible]

[illegible]

辨誤

由之可得而言者，不外（南方無真傷寒）。仲景之麻桂，僅可施于北方人，非江南体質柔弱者所能勝。故若輩一遇热病，無論傷寒、温病，一例以大豆卷、連翹、桑、菊應付之。于此而欲中医之不式微，难言之矣。近世药工剖切桂枝，必先以水浸三五日，是桂枝芳香之性已受損失。蘇派医生之較高明者，知桂枝治寒，飲然量僅二三分，寧不可笑。

自後世有「血家不宜桂枝」之説，内傷病乃視桂枝如蛇蠍。其实桂枝辛温，能使血液流行充旺，不宜于血症之属实热者固也。至若虚劳羸弱，法當宗素问「劳者温之」之義，則桂枝正不妨与地黄、黄芪同用。仲景之「桂枝龍骨牡蠣湯」「小建中湯」「黄芪建中湯」、千金方之「炙甘草湯」，其所治均属虚劳不足、亡血失精者。

古今何嘗屏棄之而不用，血家忌桂枝，此非桂枝之不良，乃後人用桂枝不得其法之过也。

日本東洞翁謂桂枝，僅能治欬逆上氣，其次身体疼痛，編者以為不足盡其所長。吾人對于桂枝之信仰，當以鄒澍之說為準。

近世于寒温痛風痹，每以桂枝為引经藥，與桑枝同用，其意蓋取以枝入肢之意。

白芍藥——附赤芍藥　痢病要药

產　地　即芍药花之根。入药者以杭州產者為佳。

入药部分　根。

主　治　本經芍藥味苦平，主邪氣腹痛，除血痹，破堅積，寒熱疝瘕，止痛，利小便，益氣。

别錄芍药酸微寒，有小毒。通順血脉，緩中，散惡血，中惡腹痛腰痛。

药徵主治結實而拘攣也，旁治腹痛、頭痛、身體不仁、疼痛、咳逆、下利、腫膿。

一本堂药選療腹痛、痢疾、目赤、疝瘕、寒熱、傷風寒，利腸胃，散惡血，治痔疾、癰疽，内托，婦人血閉，疽瘡。

無[illegible][illegible]

近世所用：補血藥。柔肝藥。收斂藥。定痛藥。痢疾藥。

用量：小量錢半至三四錢大量兩許。

泡製：酒炒制酸寒。婦人血症醋炒瀉肝。及下痢後重生用。

禁忌：產後禁用。

處方：配當歸則定痛。配胡香附則治婦人氣鬱胎腸痛。配柴胡則疏肝。配天麻夕利則治痙攣。配紅花桃仁則通經。配丹皮生地則涼血退熱。配黃芩、黃連則治熱利下重。

（最交[illegible]用不桂林）（[illegible]痿[illegible]）

婦人產後腹
如附元胡益母草制香附加在
[illegible]歸桃仁黑姜川芎炙甘草加
治血後痛

華南中西醫學專門學校

著名方劑

（一）芍藥湯。——治下利膿血裏急後重。腹痛作渴日夜無度。

芍藥一兩　當歸　黃芩　黃連各半兩　大黃三分

肉桂　木香　檳榔　甘草各二分

右水煎服

（二）芍藥散。——治婦人脇痛。

芍藥　玄胡索　肉桂各一兩　香附子二兩

右為細末每服二錢白湯調下。

（三）白芍藥散。——治婦人赤白帶下腹臍疼。半月見效。

白芍藥二兩　乾姜炮半兩

右二件同為粗末炒黃色。碾為細末。每服二錢。空心飲湯調下。至晚又服。

（四）白芍药汤——治虚损唾血吐血

白芍藥　當歸　附子　黄芩　白术各一两

阿膠二两　生姜　地黄四两　甘草半两

右水煎服

成分　本品含澱粉、鞣酸、砂糖、揮發油、安息香酸（百分中七．二．五（廿））ゴム質等俱含

錄東洋和漢藥物學

前代記載　黄宫繡曰：白芍有白有赤，白者味酸微寒無毒，功專入肝經血分，斂氣。緣氣屬陽，血屬陰，陽亢則陰衰，陰凝則陽伏。血盛于氣則血凝而不行，氣盛于血則血燥而益積。血之盛者，必賴辛為之散，故川芎號為補肝之氣；氣之盛者，必賴酸為之收，故白芍號為斂肝之液，收肝之氣，而令氣不妄行也。至于書載功能益氣除煩、斂汗安胎、補勞退熱

及治瀉痢後重，痞脹脇痛，肺脹噯逆，癰腫疝瘕，鼻衄目澀，溺閉，何一不由肝氣之過盛，而致陰液之不斂耳。是以書言能補脾肺者，因其肝氣既收，則木不剋土，土安則金亦得所養，故脾肺自爾安和之意。產後不宜妄用者，以其氣血既虛，芍藥恐伐生氣之意也。然用之得宜，亦又何忌。如仲景黑神散、芍藥湯，非產後要藥耶。惟在相症明確耳。惡芒硝、石斛，畏鱉甲、小薊，反藜蘆。赤芍其義另詳。

近人研究

瞿拙巢曰：本經云芍藥苦平，味苦不可妄指為酸，猶鹿之不可為馬也。自宋元醫家乃強指為酸寒斂陰，一犬吠影，百犬吠聲，乃以迷謬至今，無敢正言其非者。芍藥初非珍品，又係無毒，可以一試立見。仲景用之桂枝湯中，正以苦泄能通營分之痹。近人施之婦人瘕疝，亦能止痛。所以然者，亦以血分之瘀得芍藥之疏而始和也。譬之宿食在中脘，得大黃而痛始定豈得謂大黃之酸斂乎通則能和斂則不和今有病血瘀氣痛者飲酸略止再發再飲則無效矣然則通之之謂和乎抑斂之之謂和乎此証不辨而自明也又有風寒襲表一身盡痛者得麻黃發汗而痛止表之所以和者為麻黃之能潤泄也

太陽之門戶有二一為皮毛肺主之故「太陽傷寒無汗」為外邪阻遏皮毛第一重門戶變病麻黃湯中用杏仁所以泄肺之經汗而達之皮毛者也一之為肌腠脾主之「太陽中風」有汗為外邪阻遏肌腠為第二重門戶受病桂枝湯中用甘草生姜所以泄脾經之汗而出之肌腠者也病在皮毛故皮毛間無汗病在肌腠故皮毛間有汗肌腠為脈絡散佈之處固非桂枝之辛溫入血分者不足以通之然亦非芍藥善泄不足以助之也

藥物學 芍藥

編者意見

自宋元而後上工大師之論芍藥，莫不以為酸寒收斂，非黃宮繡一人而然也。拙巢先生根据本經，獨以為苦平開泄，殊有卓見。然吾人居今日論芍藥之功效，實不能受臭味之支配。芍藥之功用以味酸而斂固非，以味苦而泄非是。至論桂枝湯中之芍藥，乃桂枝之佐藥，而非監視桂枝者，其言始足信矣。清鄒樹著本經疏証已先拙巢先生言之——營陰結于內，衛陽不得入，營々惡寒，淅淅惡風，翕々發熱。營与衛周旋不合，則鼻鳴乾嘔。營与衛相持而終不相舍，則汗出矣。与桂枝湯，芍藥、桂枝一破陰一通陽，且佐以生姜解其周旋不舍之維，使以甘棗緩其相持之勢，得微似有汗，諸證遂止。此實和營布陽之功，斷々非酸收止汗之謂也——錄自本經疏証卷七第十五頁

後世以仲景于傷寒下之後脉促胸滿，桂枝湯去芍藥，酸寒收斂之

鍼證愚以為此後入斷章取義。不善讀書之過。要和芍藥之主治在痛而不滿。脉促胸滿非芍藥所主故去之。設腹滿時痛者。則芍藥在所必用。如太陽病。医反下之因尔腹滿而時痛者。桂枝加芍藥湯主之是其証也。——此節摘錄讀之說

仲景去芍藥之方劑。又有傷寒下之後。微惡寒者。去芍藥加附子湯主之——「此節系脉促胸滿原系一章」据余雲岫之研究。仲景于惡寒惡風所用附子之故乃是皮面血液不足。所惡寒惡風手足冷厥了。這亦許是心力不足的緣故亦許是血管收縮之約緣故。心力不足就用第一強心的作用來治他。血管收縮用可麻酸藥把那。血管運動神經麻酸了。血管便放大起來。皮膚的血就多了。就温暖起來了——「見余氏醫述」用附子所以強心所以使血管放大。從反面觀之可知皮膚血液不充分者。非芍藥所宜。血管收縮者非殲

泄血分之芍药所能为力。

或曰：芍药既非酸敛，则芍药之瀉肝、柔肝、泄肝、斂肝，将全無根據。故以婦人肝病用之多效。

夫古籍之所謂肝病，大都類乎今日西医之所謂神經系疾患。婦人性多悒鬱，神經受病，神經性疼痛必多，芍藥能止痛，故肝痛用之多效。

自和劑局方有四物湯之製，近世遂視白芍藥為補血重品。于是仲景用芍藥之精義，乃無人領會。吾嘗謂宋元以來医家頭腦坳顢頇，若芍藥真箇補血，則仲景設當行大黄芍藥者宜減之一節，大黄與芍藥相提并論，則仲景豈非不通之尤。故吾人欲知芍藥之真確功效，寧暫屈宋元以後之上工大師為不通。為頭腦顢頇。

附赤芍藥

赤芍藥古代不宋以後始分之。李時珍以為根之赤白隨花之赤白而異。植物名實圖攷錄官簡其說又不同。曰予維揚春暮縱觀芍藥。真一時勝賞。蕃釐祠殿之側。有老圃業花數世矣。一日以花來獻予。售以斗酒。因問之曰。人知賞花耳。吾欲知芍藥之根所以赤白。有異種耶。曰、非也。花之後。每旦遲明不赴。斸土取根洗濯。而後暴之。時也。遇天晴日猛烈。抵暮中邊皆燥。斷而視之。雪如之。倘遇陰雲。表裡滲潤。信宿然後乾。色正赤。無疑矣。蓋得至陽之氣。則色白而善補。医家用之以生血而止痛。其受陽氣不全者。則色赤而善瀉。功用不倂自然之理也。

按吾嘗詢諸葯肆，赤白原非一種。白芍產浙江、四川等處，赤芍產陝西鳳山等處，故白芍曰杭白芍，而赤芍曰京赤芍，其形態亦有異。赤芍之皮黑而易碎，性甚柔；白芍皮紅，甚堅硬。

近世應用

功瘀葯、行血涼血葯。

用量

同白芍小量錢半至三四錢，大量兩許。

泡製

生用，炒用。

禁忌

血虛者。

處方

配歸尾、丹皮、桃仁，則破血行瘀（外科、瘍科也），瘍科多用之。

配丹參、茺蔚子、當歸、山稜、莪术，攻癥瘕堅積聚，婦科方中多用之。

前代記載

配丹皮、生地、青蒿、白薇，則涼血退熱，間亦用作利小便藥，如淋症等。所謂濕熱在下焦血分。

張石頑曰：赤芍藥性專下氣，故止痛不減當歸。蘇恭以為赤者利小便下氣，白者止痛和血，端不出本經除血痺、破堅積、止痛、利便之旨。其主寒熱疝瘕者，善行血中之滯也。故有瘀血著作痛者宜之，非若白者酸寒收斂也。其治血痺利小便之功，赤白皆得應用，要在配合之神，乃著其奇功效勣耳。

按前所以分赤白芍，無非因白芍酸收兼補、赤芍下氣行血功用不侔之故。白芍吾人已知酸收兼補之說不足信，則赤白芍不分亦無傷，但最近醫林正難言之耳。

甘草

别名　國老。

產生地　大而結實者良。產地：出大同者爲甘草

入藥部分　根。

性味　甘平。

主治　袁淑範君綜合群書試推甘草之用凡四：

（一）輕身延年　本經記甘草有堅筋骨、長肌肉、倍力。故久服輕身延年之效。藥性有謂能補益五臟，日華子謂能安魂定魄，補五勞七傷一切虛損。又如外臺秘要治大人羸瘦，亦用甘草三兩炙，每旦以小便煮三四沸，頓服之良。如此證據甚多。

（二）疼痛　如御藥院謂治二三日咽痛，可用甘草湯去滓。傷寒論中治傷寒咽痛亦用甘草湯。又如錢乙直訣治肺熱咽痛

之用甘草桔梗湯。藥性論治腹中冷痛之用甘草等。皆為甘草有此痛作用之明證。

（三）咳嗽　如廣利方治肺痿久嗽之用甘草末。聖惠方之治小兒熱嗽用甘草蜜丸等。即可認為甘草治嗽之明證。

（四）解毒　如別錄謂甘草能解百藥毒。為九土之精安和七十二種石一仟弍百種草。藥性論云甘草為諸藥中之君。治七十二種乳石毒。解一仟弍百般草木毒。調和使諸藥有功。如此種證據甚多。

由上所述者觀之。甘草之作用頗近于西藥中之甘味劑。到處皆可用之。

藥　徵

主治急迫也。故治裏急。急痛。攣急。而旁治厥冷煩躁衝逆之諸般急迫之毒也。

近世應用　補中藥、解毒藥、和緩藥。

用量　幾分至兩許。

泡製　生用、蜜炙用。

禁忌　脾胃虛寒而致中滿中停飲者。

處方　此藥相沿為百藥之長——陶弘景亦有此言——故無論何種藥品，如熱、寒、溫、涼、汗、吐、下、和，甘草無不可為之配伍。

前代記載　黃宮繡曰：甘草味甘，性平，質中，外赤內黃，生寒熟熱。昔人言其有火能瀉，是火性急迫，用此甘味以緩火勢。且取生用性寒以瀉焚爍害耳。至書有云炙用補脾，是能緩其中氣不足，調和諸藥不爭。故入和劑則補益，入涼劑則瀉熱，入汗劑則解肌，入峻劑則緩正氣，入潤劑則養血，並解諸藥毒，及兒胎毒，以致尊為

共十三

近人研究

國老。然凡脾胃虛寒，或挾有水氣脹滿等症，服此最屬不宜。素問云：其補脾而兼脾胃虛寒，皆可得而服也；若使滿屬虛致，則甘能補瀉，不可不知。補止益中，滿瀉卻消，逐疽癥瘕，及除胸熱，功各有宜，但用宜取大而且暗，至書所載甘反大戟芫花甘遂，文云亦有並用不悖，惟深達精微者，始可知之。

悉淑範君從藥經及醫治應用上，曾究其功用，有五，錄之如下：

(一)調味藥　甘草因含有葡萄糖及氣能質之甘草糖（G[illegible]）一系之一能刺戟味覺，神經之末梢，使起甜味感覺，故用爲矯味劑。適矯正金雞納霜等類有不快臭味藥物之味。

按此正如別錄、藥性論等所謂調和使諸藥有功相符。又如李時珍謂：甘草能協和群品，有元老之功，普治百邪，得王道之化。嘖帝力而人不知。欽神功而已不與一節。其表甘草有調和眾藥之味。而已無毒。亦無特別作用者。可謂得其當矣。

(二)賦形藥 甘草因無毒性其粉末又鬆疏。並且其醇劑亦富有粘稠性。故用作散劑、丸劑、錠劑、等之賦形藥。

處方例

番木鱉醇 五、〇

精製甘草膏 七五

甘草末 適宜

右混和為百丸投與。 用法、 每日用一丸。

(三)祛痰藥 甘草含多量有甜味之物質。故一般糖類並矯正藥以外。又有促進咽喉氣管之分泌。使緩和痰容易之作用。故作呼吸器加答兒症時常用做袪痰藥。在歐洲昔時民間土方，亦曾用甘草為袪痰藥，如所謂Drap Jeat Houit者即此。以甘草五……十為浸劑或煎劑，服一回乃至二百，間雜亦有單用者。然以與他藥配合服用為普通。

（四）緩和藥 甘草中含有多量之粘滑性物質，因能被護病處，緩和外來之刺戟作用，故於咽喉加答兒等時常用作緩咽喉加答兒及腸加答兒等常時用刺戟緩和藥。

按此正與藥性論之治腹中冷痛，御藥院及傷寒論之用咽痛者用甘草之義相合。

（五）緩下藥 甘草之大量有緩下之作用。此則雖因于甘草糖（Glycyrrhizin）之作用，而其中含多量之粘性質，能防碍水分之吸收の使腸內容不得成稠厚狀態，實其主要原因也。服甘草糖之十一十五g，雖有促便作用，而普通皆與其他之瀉下藥如旃那、硫黃等混合用之，如複方甘草散即此。

按本草所記之久服輕身延年者，蓋消化器有障礙，因之而身體衰弱者，服此有緩下作用之甘草，其奏效亦當然之理也。吾曹觀乎素習所論，則前代之玄言空論，自無信服之理。今欲吾當以仲景方劑，觀映素習者藥理學上之所得。

編者按

(一)調味藥。諺云「藥裏的甘草」，極言甘草能協和諸藥。在仲景方凡某藥有特殊臭味，多用甘草以矯正之，如甘草恆與生附子、半夏同用，所以解其辛辣之味是也。

(二)賦形藥

藥物學

（三）祛痰藥　少陰病。二三日咽痛者。可与甘草湯。不差者。与桔梗湯。又欬而胸滿。振寒脉數。咽乾不渴。時出濁唾腥臭。久久吐膿如米粥者。為肺癰。用桔梗湯。嘗見民間治乾欬。不愈。用冰糖梨子蒸食。此即糖類有促進咽喉氣管分泌之作用也。

（四）緩和藥　中醫用甘草。最大功用即在緩和作用。芍藥甘草湯。治脚攣急。甘麦大棗湯治藏躁。此二者所謂肝苦急。急食甘緩之。他如煩渴、驚悸、厥逆。諸般急迫緊張現象。甘草無不可緩和之。東洞翁曰。甘草主治諸般急迫之毒也。得其旨矣。

近世外科多用甘草。蓋取解毒之意。實則本品為富粘滑性之物質。可以包攝創面。以緩和刺激疼痛而已。

（五）緩下藥　以甘草為緩下藥。昔國無此種記載。時賢高思潛謂胃承氣湯之甘草，非黃硝之監制藥，正以協助硝黃下利者。據幼科金鑑初生便閉，以甘草枳實為治。綱目引崔行功所傳方，以炙甘草治赤白痢。梅師方以甘草一兩，肉豆蔻七個，治赤白痢。或即取甘草之緩下欤。

生姜

性味　辛辣溫。

功用　別錄主治傷寒、頭痛、鼻塞、咳逆上氣、止嘔吐。

近世應用　散寒、溫中、止嘔。

泡製　切片。

禁忌　生姜辛溫，辛能散氣，溫能劫津，如陰虛內熱、乾咳咯血、表虛內熱自汗出、臟毒下血、因熱甚而嘔逆、火熱腹痛，概不可誤投。

盆、句[illegible]甘草生姜　十一　[illegible]

用量 幾片至兩許。

處方 用橘皮、雲苓、荳蔻、砂仁、半夏，治嘔吐痰逆。

民众治療 生姜沙糖，治寒腹痛嘔吐不止。生姜汁冲服，暑月寒濕霍乱，厥逆腹痛，生姜二三兩煮。又生姜炒烏，炙臍下關元穴。山嵐霧露毒惡病卒，生姜汁和童便灌之立解（編者按此法有流弊不甚可靠）。

近代記載 生姜之用有四：制半夏厚朴之毒，一也；發散風寒，二也；與棗同用，辛温而甘，益脾胃元氣，温中去濕，三也；與芍藥同用，温經散寒，四也。孫真人云：姜為嘔家聖藥，蓋辛以散之，嘔乃氣逆之，此藥行陽而散氣也。

鄒澍云：本經乾姜主治，當分作二截讀曰：乾姜味辛温，主胸滿欬逆上氣。

温中止血為一截，出汗逐風濕痹、腸澼下利生者亦為一截，以是合之仲景之用生薑，如桂枝、小柴胡、諸加減法皆所謂出汗，桂枝附子湯、白朮附子湯、桂枝芍藥知母湯、桂枝黃芪五物湯、抵當烏頭桂枝湯皆所謂逐風濕痹，惟腸澼下利無明文，然桂枝湯證、小柴胡湯證多兼下利，豈焉知其不指此耶？推而類之，則別錄之風邪諸毒、傷寒頭痛鼻塞，即桂枝、柴胡之用，其桂枝麻黃各半湯治身癢，白朮附子湯治風濕相搏，初服其人如痹，繼而如冒，又豈非去皮膚間結氣耶？

余譯《藥理學》辛辣健胃藥 Scharf Schmeckende Magenmi-ttel, Acria 生薑含有揮發油及辛辣苦味之薑極羅耳 Ginger-ol，此物不僅刺戟黏膜，即觸于皮膚亦有刺戟之作用。

按辛辣健胃劑者，含有刺戟性之物質也，在消化器黏膜上生劇烈之炎

[illegible]生姜

局部刺戟，使局部充血，分泌增，運動增，收縮速，又能令消化器遠隔之部位以反射的作用促其機能之亢奮。（以上録自《藥理學》）

姜皮治浮腫脹滿。近世以皮膚水濕多用之，此處以皮行皮之意。如五皮飲用之，其著者也。

編者按

生姜近世醫林不甚重視——尤以蘇派医生為甚——僅于辛溫解表方末用一二片，與葱白頭配对，或于調和榮衛方，達健脾胃方，紅棗配对，無復有用作一方之主藥者。嘗考仲景之用生姜，半夏湯及当歸生姜羊肉湯，至輕三兩（約合今九錢），如桂枝湯、真武湯，以視一二片之無關緊要，誠難論矣。此後吾人倘用大量之生姜，必甘草、大棗或飴糖相配，辛甘相合，病人服之，方不厭惡過分之辛辣。

原植物

麻黄——附麻黄根

植物學大辭典麻黄科麻黄屬生于沿海之地小灌木高二三尺其形狀與木賊相類似莖有節節上生葉葉小如鱗狀由葉腋而分枝夏日開單性花雌雄異株此植物含有毒成分往時常充收歛藥用以治下痢亦有製發汗劑及止汗劑者名見本草經又「龍沙」「卑相」「卑鹽」等名

植物名實圖攷麻黄春生苗至五月長一尺梢上有黄花結實如百合瓣而小又似皂莢子外皮紅裏仁黑根皮黄赤色以皮青粉黄入口有麻性者佳

產地　山西者佳

性味　苦溫無毒

卷一 冊上 麻黄

十五

主治　本經中風傷寒頭痛温瘧發表出汗去邪風止咳逆上氣除寒熱

破癥堅積聚

別錄五臟邪氣緩急風脅痛字乳餘疾止好唾通腠理解肌泄邪惡氣

消赤黑斑毒不可多服令人虛　本草便讀走太陽寒水之經功先入肺為

發汗之劑性則偏温寒飲稽留藉味辛而宣散痰哮久痼使苦少以搜

除

麻杏石甘[illegible]方

近世應用　定喘藥發汗藥兼能利水

製泡　生用蜜炙用宜後入

用量　八分至錢半

禁忌　表陽虛者不可服

著名方劑　(一)三拗湯——麻黃、杏仁、甘草。表散風寒。

（二）陽和湯——熟地黃一兩 白芥子二錢炒研 鹿角膠三錢 薑炭、麻黃各五分 肉桂、生甘草各一分 療陰疽內陷◎

（三）定喘湯——麻黃、款冬、半夏、桑皮、白菓、蘇子、杏仁、黃芩、甘草 治哮喘◎

配伍

配桂枝散營分寒邪◎

配石膏泄衛分風寒◎

配附子、細辛治腎經發熱脈沉◎

配歸鬚、小茴、兩頭尖善破癥堅◎

配紫菀、澤瀉、二苓極通尿閉◎

配蒼白朮、防己、苡仁、木瓜治風寒濕痺◎

近人研究

華實孚先生曰：近時用為麻醉性之鎮欬祛痰藥◎德藥慶佛

說寗卽麻黃精、專治氣喘、氣急、痰壅、能使血壓增高、心臟
跳動加速、血管收縮。

和縣高思潛曰：麻黃功為開肺。所為發汗的主藥、日人三浦博士發明麻黃有利尿的功用。對于腎炎很賞用他、考中國在明時就曉得麻黃兼能利尿。王琦跋張氏侶仙堂類辨說。糧道患內閉。溺不得下。勢甚亟。諸醫皆束手。盧晉公以人參、麻黃各一兩定劑。不逾時。溺下也。許三浦博士是試驗舊說的。麻黃并不是利尿的主藥。他怎麼有利尿的特效呢。查古人解決這個問題。只有張隱菴說的很好。他說不見乎水注乎。閉其上而倒懸之。點滴不能下也。去其上之閉。而水自通流。又說小便不利者。用杏仁麻黃配八正散。內加二味。其應如響。蓋外竅通而內

竅通。上通而下竅始利矣。予治一水腫者，腹大。膚腫，小便淋濁。時

值夏月，以蘇叶、防風、杏子代麻黄，煎湯溫服。覆取微汗。而水即

矣。便閉膚腫由于肺氣不宣。麻黄開通肺氣。所以対于上

症有特效。

編者意見

近世畏麻黄。不啻猛虎。而尤以上海為甚。問其理由。莫不以麻

黄發汗之力太悍。不慎將汗出不止而死云。此等謬說。吾不欲剪

闢。始閱吉益東洞麻黄辨誤以糾正之。東洞翁曰。甚矣。世醫之怖

麻黄也。其言曰。吾聞之麻黄能發汗。多服之則漉漉汗出不止。是

以不敢用焉。噫。是何言也。譬怯者之于妖怪。足不啻蹈其境。而

言其地真出妖怪也。為則嘗試麻黄之效。可用證而用之。汗則

出焉。雖當夏月。而無漉漉不止之患。仲景氏言服麻黄後覆

取徵以汗。宜哉學者勿以耳食而飽矣。

麻黃除發汗外。最大功效更在喘咳。仲景射干麻黃湯、厚朴麻黃湯、越婢加半夏湯、小青龍加石膏湯。數方所治或咳逆、或上氣而其人初無外證。無取麻黃之發汗。則麻黃非定喘而何也。夫喘之原因雖多。而主要症狀。則在氣管支之痙攣。麻黃定喘之作用。可以使痙攣之氣管支筋肉弛緩之。使其腔徑開大。又麻黃起血管作用。假使喘息之成。係肺循環鬱血。氣管支粘膜充血。則麻黃尤有妙用。然則昔人研究麻黃之定喘息。係由發汗而來。蓋不足盡麻黃平喘之功也。

麻黃本身發汗之力。纖亦平常。如得佐藥。而其功乃著。如惡寒無汗發熱之證。惡寒多。佐以桂枝。發熱甚。佐以葛根。又惡風寒、關節痛頗

甚可以配附于刺激發汗神經中樞而麻黃發汗之力更大若与石羔同
用則灵妙更不可名狀近世醫工一見表寒行將化熱喘渴并見雖知必
（通）麻黃解表而殊忌其辛溫于是連翹桑菊大豆卷冬瓜子擇葦即來
渠等所謂「辛涼清解」或「涼解表邪」者輕者尚效重者必傳陽明無疑吾
人若以麻黃石羔并進其麻黃解鬱熱石羔平其煩渴麻黃之辛溫得石
羔之甘寒調劑之更何不可用之有東國喜多村曰石羔与麻黃同用則
有走表驅熱以發鬱陽之功「以發鬱陽」四字深得仲景方義吾人于此四字加
以探索則麻杏石甘湯越婢湯之功用思過半矣
麻黃與白术同用以治濕家身疼煩喻嘉言謂麻黃得术雖發汗而不
得多汗术得麻黃裡濕而并可行表濕
世人惑于活人書及陶節菴之說一見麻黃便以為汗劑畏而避之其實

發汗。特麻黃功用之一。他如平喘鎮咳治水氣。是在人善用之而已。

石原保秀曰「愛賣篤林」Ephedrin。長井博士之抽出此成分而發表之者在去今四十年前。即明治十七年事也。但迷末人之視此若何乎。除有二三用之者。謂其主治作用在于散臃而已。餘皆耳聞目無一見也。但自非年經泰西諸家研究。發表其對于喘息。有決定的價值以來。立即引起吾臨床家之注意。而應用者亦驟增。成為逆輸入之勢焉。……夫「愛賣篤林」不待言。即漢藥中麻黃之主成分。而麻黃早已為我漢醫所用于中風、傷寒、頭寒、溫瘧疾、上氣、痰哮、氣喘、皮肉不仁、赤黑斑毒、風疹、痺、目赤腫痛、水腫、風腫等。明言之。即早經醫漢實而證實者也。

杏仁

基本　植物學大辭典薔薇科櫻桃屬。落葉喬木。杏子之種子

性味　甘苦温冷滑利有小毒

主治　本經：欬逆上氣雷鳴。喉痺下氣。產乳。金瘡。寒心奔豚。

別錄：驚癇心下煩熱。風氣往來。時行頭痛。解肌。消心下急滿痛殺狗毒

……甄權：治腹痺不通。發汗、主温病。腳氣欬嗽。上氣喘促入天門冬煎潤

心肺和酪作湯。潤聲氣。……元素：除肺熱治上焦風燥。利胸膈氣逆。潤大

腸氣秘。……時珍：殺蟲治諸瘡疥消腫。去頭面諸風氣皶皰之功解錫

毒

藥徵　考徵：主治胸間停水也。故治喘欬。而旁治短氣結胸心痛形体浮腫。

成分　主成分脂肪油。即杏仁油一百分中含有五十以上。木品搗碎加入水以

藥物學

蒸餾。又發生チアン化水素。此是杏仁中含有之アミグダリン因為其中之エムルジン所成之酵素—蛋白質—而分解生成チアン化水素。苦扁杏油及葡萄糖也。見和漢藥物學。

按杏仁之主要成分為精酸，茲特將精酸之作用錄下。

精酸有猛烈的毒性，凡百毒物中其毒性的作用，發現的最快。即初期呼吸刺激中樞，後則能迅速之麻痺。故用其大量時猶電擊，立即僵倒。行二三深呼吸後，呼吸即陷于麻痺而死。徵之于動物試驗時，血管運動中樞痙攣，中樞某亦先興奮後麻痺。然其作用和緩時——列為服一——二為液之一小匙時——初期雖起呼吸困難及呼吸痙攣，以至陷于麻痺。但中毒後經一小時間，尚現呼吸運動者，大多數皆能恢復。此因本品

卷二　丙編　杏仁

吸收後亦無變為無毒之物質。亦迅速之故也。其一部自肺藏排出，一部在體中呈變無毒之硫化精氣酸也。其最少之致死量約為〇·〇六克。蓋青酸為一種原形質毒，能奪取所有之生活細胞之養氣的攝取能力。此乃因細胞內之酵素被麻痹，因之酸化作用被抑制之故也。血液雖流過毛細管亦不能變為靜脈血，仍呈鮮血色也。此外對局處亦能使知覺神經末梢端麻痹，使皮膚起知覺之鈍麻也。

特製之杏仁水的醫治效用……常以鎮靜藥用于呼吸困難，咳嗽，嘔吐，胃痛等症。但單用者極稀。普通皆與他藥配伍用之。常用量一回〇·五—二·〇——見民國醫學雜誌七卷七號

吳淑藏之藥物學講義　十八

近世應用、定喘化痰、消腫止嗽、

方劑名称、苦杏仁。光杏仁。連皮杏仁。杏仁泥。

適量、三錢至五六錢。

禁忌、雙仁者殺人禁用。虛欬便溏者禁用。孕婦禁用

驗方、治喘促浮腫小便淋澀。用杏仁一兩。去皮尖熬研。和米煮粥。空心吃二合。

孟詵食療心腹結氣。杏仁、桂枝、陳皮、訶黎勒皮、等分為丸。每服三十丸。白湯下無忌。

千金秘錄小兒臍爛成瘡。杏仁去皮研敷。

前代記載、元素曰。杏仁氣薄味厚。濁而沉墜。降也、陰也。入手太陰經。其用有三。潤肺也。消食積也。散氣滯也。

黃坤載曰。杏仁降衝逆而開痺塞。泄壅阻而平喘嗽。消皮腠之浮腫。潤肺腸之枯燥。最利胸膈。兼通經絡。金匱茯苓杏仁甘草湯。治胸中痺塞。短氣。以土濕胃逆。濁氣衝塞。肺無降路。是以短氣。茯苓泄濕而消滿。杏仁破壅而降逆。甘草補中而培土也。薯蕷丸之蛤湯、厚朴麻黃湯皆用之以降逆也。傷寒麻黃湯。治太陽傷寒、惡風無汗而喘者。麻杏石甘湯。治太陽傷寒汗下後汗出而喘者。桂枝加厚朴杏仁湯。治太陽中風。下後表未解而微喘者。小青龍湯治太陽傷寒心下有水氣若喘者。去麻黃加杏仁半升。皆用以治喘也。苓甘五味辛半加杏仁湯。治支飲嘔冒。飲去嘔止。其人形腫者。以經氣壅滯則為腫。杏仁利氣而消滯也。麻黃薏甘湯。用之以泄表風之滯。礬石丸、大陷胸丸。用之以泄裏氣之滯也。麻仁丸、大黃䗪蟲丸。用之以潤燥也。肺主藏氣。降于胸膈而行于經絡。氣逆則胸膈閉阻而生喘嗽。藏病而不能降，因以痞塞，經絡而不能行，于是腫痛。杏仁疏利開通，破壅降逆，善于開痺而止喘，消腫而潤燥，調理氣分之鬱，无以易此。其諸主治，治欬逆，療失音，止咯血，斷血崩，殺蟲蠹，除痊痢，開耳聾，去目翳，平努肉，消停食，潤大腸，通小便，種種功效，皆其降濁清濁之能事也。

——節錄表兼成說

……考杏仁之性，似無辛味，似乎止有潤降之功，而無解散之力。但風寒外來，肺氣壅逆，不得不用此苦降之品，使氣順而表方得解。

近人研究　劉雅曦曰：杏仁有鎮痙鎮痛作用，故凡氣管支病、痰欬、肺勞、肺炎、胃痛，及神經性心悸亢進時，可試用之。——見民國醫學雜誌七卷第三號。

葛根——附葛花◎葛葉◎

救荒本草葛根今處處有之◎苗引藤◎蔓長二三丈◎莖淡紫色◎叶頗似楸叶而小◎色青◎開花似豌豆花◎粉紫色◎結实如皂荚而小◎根形如手臂◎掘取根入土深者◎水浸洗淨◎蒸食之◎或以水中揉出粉◎澄濾成塊◎蒸煮皆可食◎及採花晒乾◎煠食亦可◎

性味　甘平無毒◎

主治　本經主消渴◎身大熱◎嘔吐◎諸痺◎起陰氣◎解諸毒◎

別錄療傷寒中風頭痛◎解肌發表出汗◎開腠理◎療金瘡◎止痛◎脇風痛◎生根汁大寒◎療消渴◎傷寒壯熱◎

葯徵　主項背強急也◎而喘◎發熱◎惡風◎身疼等◎所以為其旁治矣◎

陳方　葛解肌湯◎升麻葛根湯◎

古籍驗方　肘後方背腰疼痛，用生葛根嚼之嚥汁。取效乃止。千金方酒醉不醒。用生葛根汁飲二升。便愈。

近世應用　辛凉發表藥。宣透痧疹藥。升提止瀉藥。

用量　九分至三四錢。

泡製　生用煨用。

方劑名称　粉葛根。煨葛根。乾葛。

禁忌　相傳升散太過，肝旺者忌用。上盛下虛，雖有脾胃病亦不能服。

處方　配薄荷、荊芥、清水豆卷、牛蒡、連翹、蟬衣、竹叶、滑石，用之辛凉發表。

配西河柳、紫草、荊芥、牛蒡、柴胡、升麻，透發痧疹。

前代記載

配煨木香、雲苓、白朮、淮葯、芡實、升麻，治脾虛久瀉。

張石頑曰：葛根性升屬陽，能鼓舞胃中清陽之氣，故本經主消渴、身熱、嘔吐，使胃氣敷布，諸痺自開。其言起陰氣、解諸毒者，胃氣升發，諸邪毒自不能留而解散矣。葛根乃陽明經之專葯，治頭額痛、眉稜骨痛、天行熱氣嘔逆，發散解肌，開胃止渴，宣斑發痘。若太陽經初病頭腦痛而不渴者，邪尚未入陽明，不可便用，恐引邪內入也。仲景治太陽、陽明自利，反不利但嘔者，俱用葛根湯；太陽病下之，遂利不止，喘汗脈促者，葛根黃芩、黃連湯，此皆隨二經表裏寒熱輕重而為處方，按証施治，靡不應手成效。又葛葱白湯為陽明頭痛仙葯。斑疹已見點，不可用葛根、升麻，恐表虛反增斑爛也。又葛根輕浮，生用則升，陽生津。熱用鼓舞胃氣。故治胃氣虛作渴。七味白术散用之。又清暑益氣湯。兼黄柏用者。以暑傷陽明。額顱必脹。此非不能開發也。

近人研究

曹炳章先生曰。葛根為太陽正藥。邪陷經輸。項背强痛者宜之。獨用不能發汗。故必借麻桂之力。方能取效。自元人張潔古認為陽經藥。李時珍因之。近世医林庸俗。致有病在太陽早用葛根。必引賊入門之說。此真不解之惑也。

惲鐵樵先生曰。葛根芩連湯。乃常用之藥。如各註家說。幾令人弥所適從。令人畏葛根。謂是升藥不可用。畏芩連。謂苦寒不可用。于是乞靈于豆卷。當表不表。病則傳裡。壯熱而渴。更乞靈于石斛。病毒為甘涼遏抑。不能從汗解。因出白瘖。從此節々与溫病條辨相合。傷寒乃束之高閣。又豈知用葯一誤。病型隨變。此真千古索解人不得之事也。葛根之升。乃從肌表升于膚表之謂。非從下上升之謂。病人往往先告医生。謂我向有肝陽。請先生勿用。柴胡葛根。或者病已退熱。頭或微暈。則歸咎于茈胡葛根。其有服解肌葯未即退熱者。改延他醫。則必大罵茈胡葛根。而惑用石斛。病延至候。無險不呈。病家愁[illegible]不知所以致此之由。則用時醫手筆皆出一轍。彼此互相迴護故也。

葛花　治消渴。并能醒酒。

葛叶　主金瘡止血。

黄芩

產地　山草類處處有之

性味　苦平

主治　本經諸熱黄疸腸澼洩痢逐水下血閉惡瘡疽蝕火瘍　別錄療痰熱胃中熱小腹絞痛消穀利小腸女子血閉淋露下血小兒腹痛

入藥部分　根

用量　八分至錢半　三錢至兩許

藥徵攷徵　治心下痞也旁治胸脅滿嘔吐下利也

方劑名称　淡黄芩　淡子芩　枯黄芩　青子芩　條芩　酒炒黄芩

近世應用　瀉痰藥　下痢藥　退熱藥　濕熱藥

驗方

楊氏家藏方產後血渴，飲水不止。黃芩、麥門冬，各等分，水煎溫服。

千金方血淋熱痛。黃芩一兩，水煎溫服。

陳方

黃連解毒湯——黃芩、黃連、黃柏、梔子，治實熱燥狂吐血衄血。

甘露茶——生熟地、茵陳、黃芩、枇杷叶、石斛、甘草、天門冬、治胃中濕熱，納少咳嗽。

龍胆瀉肝湯——梔子、黃芩、柴胡、生地、車前、澤瀉、木通、甘草、當歸、龍胆草，治肝火目赤。

涼膈散——芒硝、大黃、黃芩、山梔、連翹、甘草、薄荷、竹叶，治膈上實熱。

時方

葉天士：舌白濁，不欲飲，心腹熱，每痢必痛，肛墜，痢又不爽，微嘔有痰，口味有變，頸中垩痛，兩頰皆赤，此穢氣蒸濕，熱鬱于腸胃，清濁交混，忽加煩躁，雞鳴苦況，法當苦寒泄熱，辛香流氣，淡滲利濕，蓋積滯有形，濕與熱本無形質耳。

川連、黄芩、鬱金、厚朴、猪苓、秦皮、

前代記載

元素曰：黄芩之用有九：瀉肺熱，一也；上焦皮膚風熱風濕，二也；去諸熱，三也；利胸中氣，四也；消痰膈，五也；除脾經諸濕，六也；夏月須用，七也；婦人產後養陰退陽，八也；安胎，九也。

李時珍曰：黄芩之中枯而飄者，瀉肺火，利氣，消痰，除風熱，清肌表之熱；細實而堅者，瀉大腸火，養陰退陽，補腎水。

四十四

寒水。滋其化源。高下之分。与枳實枳壳同例。

藥徵辨誤

世醫篤信本草。以芩連為寒藥。其畏之也。如虎狼焉。不思之甚矣。夫本草論藥之寒熱溫涼。終不一定。彼以為溫。甲以為寒。則乙以為涼。果孰是而孰非乎。蓋醫者之于用藥也。譬猶武夫用兵。武夫而畏兵。不可以為武夫也。醫亦然。毒藥各有其能。各主一病。苟有其證者而不用之。則終不治也。所以不畏焉。此而畏之。則何以醫為也。張仲景用黃芩也。治心下痞而已。無有他能。故下痞而嘔吐下利。則用之。即治矣。世醫不深察。妄以為下利嘔吐之主藥。可悲亦夫。

近人辨誤

湯本求真曰。東洞翁以黃芩主治心下痞。旁治胸脅滿嘔吐下利。此說雖似是。然若不加入因充血或炎性機轉之八字。恐難

編者按

瀉心湯所以主心下痞者，有因于充血或炎性机轉，有因于氣滯，有因于停水。故金文之黃、芩者，必設作以充血或炎性机轉為因，致心下痞為主目的，以胸脇滿、嘔吐、下痢等為副目的而用之。

黃、芩、黃連，古人謂多服化火，此種理論，大抵是古人經驗所得，故事實上甚確。例如陽明白虎湯證，吾人倘用黃芩不用石膏，其熱必不退；吐血衄血，苦寒折熱，原屬內經之「正治」法，但服芩連，其血反不止，有此現象，故古人以芩連化火為戒。古人論黃、芩所以化火，則以黃芩苦寒之故，苦寒在過去藥理上原是苦寒泄熱，今又與化火連續成一名詞，其故究安在耶？吾嘗推測古人心理同時并糾矣。

二卅五

華藥中藥學醫學糾謬校

其錯誤，乃有下列幾則……吐血衄血，古人以為火勢上衝所致，用芩連降折其熱，何以血反不止，因此懷疑芩連有化火可能……按胃出血服黃芩甚不妥當。蓋胃既出血，必使胃絕對安靜，方能使血不再出，用黃芩刺激胃膜，增加蠕動，血又安得不出——苦寒既能泄熱，何以白虎湯証用黃芩無效，當亦苦寒化火之由……按所謂退熱劑者，因其藥能減低体溫亢盛之作用，黃芩之能效，僅能低減局所之充血及炎性机轉。若周身之体溫亢進，非則黃芩之所能為力。故白虎証用黃芩無效——黃芩為濕溫妙藥，所謂苦能燥濕，寒能清熱，余以為黃芩之燥濕，是健胃作用。

黄連——附胡黄連

形態：多年生。草本，莖高三四寸至一尺許，為羽狀複葉，其小葉多少不一。春日莖梢發花，之小，白色。

產地：李時珍曰：黄連在漢末時，惟取蜀郡黄而肥堅者為善。至唐時，則以澧州者為勝。今雖吳蜀皆有，惟以雅州、眉州者為良。

釋名：其根如連珠而色黄，故名。

性味：苦寒。

主治：本經：熱氣目痛，眥傷泣出，明目，腸澼腹痛下痢，婦人陰中腫痛。

別錄：五臟冷熱，久下洩澼膿血，止消渴，除驚，除水利骨，調胃

厚腸◎益胆◎療口瘡◎

元素治鬱熱心中、煩躁惡心◎兀兀欲吐◎心下痞滿◎

藥徵攷徵　主治心中煩悸也◎旁治心下痞◎吐下腹中痛◎

入藥部分　根◎

用　量　四分至八分◎

方劑名稱　川黃連。雅州連。生黃連。酒炒黃連。

近世應用　瀉心火◎化濕熱◎開鬱除痞◎解毒止痢◎吐酸目赤◎

陳　方　黃連解毒湯——黃連、黃芩、黃柏、梔子、治实熱躁狂◎吐血衄血◎

枳实導滯丸——大黃、黃芩、黃連、枳实、白术、茯苓、澤瀉、治濕熱食積◎腹痛下痢◎

三黄石膏湯——黄芩、黄柏、黄連、梔子、麻黄、豆豉、生姜、大棗，發表清裏。

普濟消毒飲——黄芩、黄連、牛蒡、元参、甘草、桔梗、板藍根、升麻、柴胡、馬勃、連翹、陳皮、姜蚕、薄荷，治天行大頭。

驗方

外台秘要：卒熱心痛，黄連八錢，㕮咀，水煎熱服。

楊子建護命方：赤白久痢，并無寒熱，只日久不止，用黄連四十九個，鹽梅七個，入新瓶内燒烟尽，熱研，每服二錢，鹽米湯下。

經驗良方：痔漏脱肛，冷水調黄連末塗之，良。

時方

薛生白：寡居多鬱，宿病在肝，迩日暑邪深入，肝病必來犯胃，吐蚘下痢，得止，不思穀食，心中疼熱，仍是肝胃熱。方：[illegible]子、黄連本証況暑濕多傷氣分。人参補胃開痞。扶胃有益。幸勿致渡可也。

人参、川連、半夏、姜汁、枳實、牡蠣、

吳鞠通腸澼身熱本所大忌。又加温疹難就一邊。現在斑疹已過四日。未有漸化之机。但身壯熱如火。譫語煩躁。起卧不安。滞下紅積。後重太甚。欲便先痛。便後痛减。責之積重不得不借手手一下。所以網開一面也。

黄芩、生軍、紅曲、白芍、安南桂、川連、歸鬚

木香、陳皮、烏梅。

前代記載

元素曰。黄連性寒味苦。氣味俱厚。可升可降。陰中陽也。入手少陰經。其用有六。瀉心藏火一也。去中焦濕熱二也。諸

瘡必用三也，去風濕四也，赤眼暴發五也，止中部見痛六也。

時珍曰：黃連治目及痢為要藥。

——節錄民國醫學雜誌四卷七號二六一頁秦淑範之中國藥之研究——黃連中含有植物類鹽基「貝爾貝林」，「貝爾貝林」對人體之毒亦甚輕微，不足介意，況且依貝爾古路及普西納路兩氏之謂，其○.二——○.六具有亢進食慾之功耶，依基靈路氏研究曰，「貝爾貝林」雖有制止發酵作用，而毫無防腐作用，黃連中雖無鞣酸而有收斂作用，概屬「貝爾貝林」之功也。普西納爾曾用黃連為健胃藥，特別是對于熱性病之恢復期有效，其外如消化不良胃病各種下痢加答兒性黃疸等皆有功效。一回常用其一三

藥物學

——一八、製成煎劑九、用之由是觀之我國古時治目治痢用黃連之所以有效者明矣即因黃連之有效成分貝爾林有收斂作用故對于眼目之炎性疾患有效因其制酵及收斂作用故能奏止泄之功況且依色路氏謂一般苦味質藥皆能刺激腸粘膜及其附近之淋巴裝置使淋巴球——即白血球——增殖亢進人体之防禦力而黃連即為一種苦味藥當然亦能使白血球增殖亢進其止痢之功效也而黃連因其刺激腸粘膜及其附近之淋巴裝置之作用故亦能增進食欲能增進其吸收作用也黃連在今日醫界猶能保存其地位在歐美藥劑中之所以被為苦味健胃止泄劑也望吾國醫界亦不要忽畧之為幸

五味
酸，肝
苦，心
甜，脾
鹹，腎
辛，肺

脳膜炎
角弓反張頭
斜目直視……
直入脳

張錫純曰：黄連味大苦，性寒而燥。苦為火之味，燥為火之性，故善入心以清熱。心中之熱清，則上焦之熱皆清，故善治脳膜生炎、脳部充血，時作眩暈，目疾腫痛，胬肉遮睛一目生雲翳者忌用一及半身以上赤游丹毒。其色純黄，能入脾胃以除濕熱，使之進食一西人以黄連為健胃药，蓋胃有熱則惡心懶食，西人身体強壯且多肉食，胃有積熱，故宜黄連清之一更由胃及腸，治腸澼下利，膿血為其性凉而燥，故治濕熱鬱于心下作痞滿一仲景小陷胸湯、諸瀉心湯皆用之一女子陰中因濕熱生炎潰爛

湯本氏曰：東洞論药徵，主治言感意深，余亦贊同。但心中煩悸凡有二樣意義：(1)為心臟部觸診時有熱狀，即充

血或炎性徵象。心動悸。即心搏疾速。應手之意。(2)為腦充血或炎證。致精神不安者。故心中煩悸四字。是代表的術語。近代雖以遠渉。對于本藥性能。不能包括無遺。故余擬改竄藥徵金文。為黃連者。心藏部觸診時充血或炎性徵象。及心悸動疾速。情狀。頭腔內各藏器組織充血或炎證。有刺激症狀為主目的。心下痞。吐下。腹中痛。出血等證候為副目的。而用之。

編者按

黃連在前代藥物分類。屬于瀉火門。夫所謂火者。率含有「動」「刺激」「亢進」「興奮」幾種意義。又與熱字比較為深一層之意。又「熱」字限于周身現象。「火」字則限于局部性。從黃連可以瀉心火、肝火、胃火、濕火幾種證象上研究之。

黄連雖能減抵局部充血及消除局部生炎。若周身体温亢進之熱性病，黄連不惟無效，多服反有化火現象。

黄連既可以平肝胆上衝之火，而治頭暈頭脹目痛目赤。人將疑黄連苦降之說為根据。其实上部充血，黄連能減抵之。上部炎性証狀，黄連能消除之，則誠含有降字意味。然于降字实際，仍属無関。故升降浮沉之說不可信也。

或曰：黄連既非苦降，何以嘔吐用之有效乎？以為黄連之止嘔，仍是健胃與消炎之作用。

胡黄連

無一物名黄連

[illegible]

形態　玄參科。胡黃連屬。苗若夏枯草。根頭似鳥嘴。折之內似鸜鵒眼者良。

產地　出波斯國生海畔陸地。今南海及秦隴間亦有之。

性味　苦平。

主治　開實久痢成疳。小兒驚癎寒熱不下食霍亂下痢。

本草從新治小兒潮熱五疳等證。

用量　同黃連。

方劑名稱　胡黃連。番黃連。

近世應用　口瘡。口糜。胎火。濕瘡。

驗方　濟急仙方嬰兒赤目茶調胡黃連末塗手足心即愈。

孫氏集效方痔瘡疼痛不可忍者胡黃連末鵝胆汁調塗之。

石膏

一細理石，寒水石一

產地　生于石中，透光者為元精石，不透光者為石膏。

形態　大塊作層，如壓扁米糕，每層厚數寸，色白潔淨，細紋短密，如束針，正如凝成白蠟，鬆軟易碎，燒之即白爛如粉。

釋名　時珍曰：其文理細密，故名曰細理石，其性大寒如水，故名寒水石，與凝水石同名異物。

性味　辛微寒。

主治　本經：中風寒熱，心下逆氣，驚喘，口乾舌焦，不能息，腹中堅痛，除邪鬼，產乳，金瘡。

第三卷　石膏　第　葉　東南中西醫學專門學校

集說

別錄除時氣頭痛身熱。三焦火熱。皮膚熱。腸胃中隔熱。解肌發汗。止消渴煩逆。腹脹暴氣喘息咽熱。

約徵考徵 主治煩渴也。旁治讝語煩躁身熱。

近世應用 內科清熱除煩藥。外科生肌藥。

用量 錢几至几兩。

泡製 生用。煅用。入湯藥必須生用。瘍科宜煅用。

仲景方 見藥徵。

驗方 和濟局方瘡口斂。生肌止痛。寒水石燒赤研二兩。黄丹半兩。為末摻之。名紅玉散。梅師方油傷火灼痛不可忍。石膏敷之良。

處方 配黃柏。知母。甘草。粳米。葛根。山梔。治壯熱心煩口渴汗出之陽明經病。

本品九錢，配丹參一錢，同研細末，拔膿收濕，生肌收口，方名九仙丹。

生肌不收斂者，方名八宝生肌丹。

前代記載

元素曰：石膏性寒，味辛而淡，氣味俱薄，体重而沉降也，陰也，乃陽明經大寒之藥，善治本經頭痛、牙痛，止消渴、中暑、潮熱，然能寒胃，令人不食，非腹有極熱者，不宜輕用。又陽明經中熱，發熱，惡寒，燥熱，日晡潮熱，肌肉壯熱，小便濁赤，大渴引飲，自汗，仲景用白虎湯是也。若無以上諸證，勿服之。多有血虛發熱象白虎湯證及脾胃虛勞，形体病證，初得之時，與此証同，醫者不識而誤用之，不可勝救也。

近人研究

曹拙巢先生曰：石膏性涼，質重味淡，能清壯熱，汗出不止。凡於亡陽者，服之可以立止。惟經方所載，至少如鷄子大一枚，重者十二枚。一枚至少三四兩，若用之太輕，便有杯水車薪之歎。獨怪近日庸工，幼時曾學漆匠，一旦改業，但知有漆匠所用之熟石膏，非惟不能退熱，反有重滯歛熱之弊，辛而胆少，多不過二三錢，否則禍人不淺矣。

張錫純曰：石膏之質，中含硫養，是以涼而能散，有透表解肌之力，外感有實熱者，放胆用之，直勝金丹。神農本經謂其微寒，則性非大寒可知。且謂其宜于產乳，其性又純良可知。醫者多誤認為大寒而煆用之，則宣散之性變為收歛（点豆腐者）必煅用之，取其能收歛也。以治外感有实熱者，竟將其痰火歛住，凝結不散，至一兩即足傷人，是變金丹為鴆毒也。迨至誤用煅石膏僨事，流俗之見，不知其咎在煅不在石膏，轉謂石膏煅用之其猛犹足傷人，而不煅者更可知矣。于是一倡百和，遂視用石膏為畏途，即有放胆用者，亦不過七八錢而止。夫石膏之質甚重，七八錢不過一大撮耳，以微寒之藥欲用一大撮撲滅寒温燎原之熱，何能有大效？是愚用生石膏以治外感实熱，輕證亦必兩許；若实熱熾盛，又恒用至四五兩或七八兩，或單用或與他藥同用，必煎湯三四茶杯，分四五次徐徐温飲下，熱退不尽劑。如此多煎徐服者，欲以免病家之疑懼，且欲其藥力常在上焦、中焦，而寒涼不至下侵致滑瀉也。蓋石羔生

藥物學

用以治外感实熱斷无傷人之理且放胆用之斷无不退熱之理。惟熱实脉虚者。其人必实熱兼有虚熱仿白虎加人參湯之義。以人參佐石膏亦必能退熱特是藥房軋細之石膏多係煆者方中明開生石膏亦恒以煆者充之。因煆者為其所素備且又自覺慎重也故凡用生石膏者宜買其整塊明亮者自監視軋細（凡石質之藥不軋細則煎不透）方的若購自藥房中難辨其煆與不煆迨將藥煎成石膏凝結藥壺之底傾之不出者必係煆石膏其藥湯即斷不可服。

鄭受炎曰本品在二十年前各國視為只可作跑之用不堪入藥最近各國發明加爾叟謨（鈣）之功效臨床上應用

頗廣。故視為新藥。其醫治作用有八。

(1) 鎮靜作用　減退大腦皮質與興奮性。

(2) 鎮痛作用　減退神經末稍部興奮性。

(3) 鎮痙作用　減退神經末稍部及橫紋筋興奮性。

(4) 止瀉作用　減退腸蠕動机能。抑制一般粘膜分泌。

(5) 強心作用　對心藏能強盛其收縮力。

(6) 止血作用　對於血液。有增進其凝固之力。

(7) 強壯作用　強盛一般組織之生活動。以增高其抵抗力。

(8) 消炎制泌　防過炎滲出液之發生。而於漿液膜腔滲漏之生成亦能限制。

辨誤

陳洞翁曰名醫別錄言石膏性大寒。自後醫者怖之。遂至于置而不用焉。仲景氏舉白虎湯之證曰：无大熱，越婢湯之證亦云，而二方主用石膏。然則仲景氏之用藥不以其性之寒熱也，可以見已。余亦篤信而好古。于是乎為渴家而无熱者投以石膏之劑，病已而未見其害也。方炎暑之時，有患大渴引飲而渴不止者，則使其服石膏末。煩渴頓止，而不復見其害也。石膏之治渴，而不足怖也，斯可以知已。陶弘景曰：石膏發汗。是不稽之説，而不可以公論。仲景氏无斯言。意者陶氏用石膏而汗出即愈，夫毒藥中病，則必瞑眩。瞑眩也，則其病従而除。其毒在表則汗，在上則吐，在下則下。于是乎有非吐劑而吐，非下劑而下，非汗劑而汗者，是變而非常也，何法之為。譬有盜于梁上，室人交索，出于

備註　右則順而難逃。踰于左則逆而易逃。然則難逆乎從其易毒亦然。仲景曰：其柴胡湯必蒸蒸而振，却發熱汗出而解。陶氏所謂石膏發汗，蓋亦此類也已。陶氏不知而以為發汗之劑，不亦過乎。近世瘍科家有置石膏于小便池中，日久而後煆用之者。

柴胡——茈胡

產地　圖經生宏農山谷及宛句。今關陝江湖近道皆有之。

性味　平苦無毒。

主治　本經心腹去腸胃中結氣，飲食積聚，寒熱邪氣，推陳致新。

別錄除傷寒心下煩熱，諸痰熱結實，胸中邪逆，五藏

卷之一　卷一　石膏　柴胡　　三十五　　辛酉中西醫學研究會學報

近世應用 間遊氣。大腸停積水脹及濕痹拘攣。往来寒熱藥。痎瘧藥。婦科藥。瘟証藥。

泡製 清炙。醋炒。鱉血炒。酒炒。

禁忌 本品性升而發散。病人虛而氣升者忌之。陰虛火熾炎上者亦忌之。

陳方 逍遙散。補中益氣湯。柴胡清肝湯。

仲景方 見藥徵。

驗方 丁譯醫界鐵椎自序：瀉檳榔常山草菓治瘧神驗。与西醫藥金雞納霜同。丁著漢藥實驗談：配半夏人參為鎮嘔劑。

前代記載 本草綱目求真云：柴胡味苦微辛。氣平微寒。据書

医、分組子柴胡

当是指張仲景傷寒論而言｜載治傷寒熱傳足少陽胆經緣胆为清淨之府無出無入邪入經正在表裡之界汗吐与下均所当禁惟宜和解故仲景之治傷寒邪入少陽而見寒熱往来脇痛耳聾婦人熱入血室用之以泄其邪胎前産後小兒痘疹五疳羸熱諸瘧並癰疽瘡瘍咸宜用之若病在太陽用之太早猶引賊入門病在陰經用之則重傷其表必得邪至少陽而始可用矣至云能治五勞必其諸藏諸腑其勞挾有实熱者暫可用此解散真虛而挾有实熱者亦当酌其所宜雖引清陽之氣左旋上行然升中有散若無歸者同投其散更甚兼之性滑善通凡大便溏泄者当善用之熱結不通者當佐

三十六

華南中西醫學專門學校

東洞考徵

當歸、黃芩以投，差無誤耳。（下略）

主脇胸苦滿也，而寒熱往來，嘔吐等，所以為其旁治矣。

處方（補前）

配防風、陳皮、芍藥、甘草、生姜，治外感風寒，發熱惡寒、頭痛身疼、瘧疾初起等症。

配當歸、白芍、青皮、鬱金、香附等，治肝鬱氣滯。

配升麻、葛根、黃耆、白朮，治清陽下陷，腹鳴溏泄。

編者意見

綜合前人記載，可得根本觀念凡三：

（1）以時令定其功用：宋元以後，動以藥物產生之時令而附會其功用，若柴胡輩以生長春初，故雖藥學鉅子，均謂柴胡得春初少陽氣以生，而後之學者，以此譌橫梗於中，故有許多曲解，真偽混淆，無復究詰夫柴胡生長于春。春氣發揚。故柴胡性升而散。肝旺於春。故柴胡能肝藏。肝善鬱。鬱則生火。內經曾以「木鬱達之」火鬱」為言。柴胡既能入肝。惟又善升而散。以之疏肝解鬱。升陽散火。是學理上勢所必然者也。—

又柴胡為近世婦科要藥。蓋女善鬱。—為肝氣不能條達而成。—柴胡入肝解鬱。既成定例。故柴胡為婦女情志要藥。因柴胡入肝之說。遂又附会柴胡能引清陽之氣從左上升。蓋內經謂肝生于左」也。按之生理學。肝藏實偏胸膈之右方。然則「柴胡能引清陽之氣從左上升」一語。不攻自破矣。

（乙）以柴胡為升提藥　余曾根本否認藥物之作用有升降浮沉之說。蓋藥物所起於身体變化。皆屬于化學的現象其變化不遂對細胞分離升降之結合上呈其作用而無所謂升降浮沉也。彼以柴胡為瀉藥之理由，無非因柴胡生長春得少陽之氣，氣味俱薄，因斷定其具升散之性。于是張元素謂其氣味具輕，升也陽也。李東垣謂引清氣而行陽道。又謂能引胃氣上行。不求真理，徒尚空想，此中藥之所以日就頹廢歟。

既認定柴胡具升散之性，後世從內經清氣在下則生飧泄悟及柴胡具升清氣之能，故柴胡有時遂為大便泄瀉之副藥，甚之謂止瀉之劑中，不用柴胡，病必不除也。

李東垣補中益氣湯用之，實屬駁雜。張石頑勉為之說曰……迺引肝胆清陽之氣上行，兼升達參耆之力耳。近世

三、功效 柴胡

補劑中。每以柴胡為「使」。職此之由。瘧、痎、瘧、瘧、亦用柴胡。此亦根據其升散之理。謂其發散諸經血結氣聚。柴胡之用愈多。而柴胡之功愈晦矣。

（3）以柴胡入少陽經。　自張仲景以柴胡為少陽篇寒、熱往來之主方。後世遂從少陽病之寒、熱往來。簡接推想瘧瘧之寒、熱往來。復從瘧瘧之寒、熱往來。連及一般寒、熱發作如瘧。于是寒、熱往來与寒、熱如瘧。無不視柴胡為点綴品。柴胡治寒、熱往來。事实上不誣。惟用柴胡必有條件。蓋用柴胡必其人寒、熱往來。具有定時。及兼見胸脇苦滿方能取效。若其人寒、熱發作如瘧狀。但一日二三度發。或日再發。即非柴胡所主。（此節[illegible]及本經疏證之說）近人[illegible]

胡之定義，未能了[illegible]發之寒熱，及日再發之寒熱，亦用柴胡，宜其不效。後人以柴胡為少陽藥，遂倡麻黃入太陽經、葛根入陽明經、柴胡入少陽經之說。夫藥物僅可言能治何種疾病，而不可言其能入某藏或某腑也。「入」如作假定字用，原無不可，奈後人頭腦顢頇者，以詞害義，視「入」當作實有其事解，故支離穿鑿之理論，因之發生。故近人張錫純氏有「瘧邪伏于脇下兩板油中」，是少陽經之大都會，柴胡能入其中，升提瘧邪透膈上出之語。張氏在最近著作界中負有盛名，思想如此幼稚，其他更無論矣。

唐容川以人身兩板油為三焦，又以三焦為少陽，板油居人身之中所謂半表半裏者也。寒熱往來，既為少陽病，則寒熱往來，当然是生理病態現象。此種穿鑿附會之說，不意張錫純氏乃信之，因瘧疾之寒熱往來，為邪伏板油之故，而柴胡所以能治瘧疾寒熱往來，因柴胡能入其中，升提瘧邪而出。編者試問瘧邪伏于兩板油，則如何求法。質之張氏，恐当啞然失笑。既泥定柴胡為少陽藥，遂生「病在太陽，早用柴胡，將引賊入門」之邪說。夫病為藥所誤，必致傳變，傷寒論中原有其例，然不可以之來論柴胡。柴胡，仲景以之治胸脇苦滿而往來寒熱者。病在太陽，謂無柴胡之必要則可；若太陽病而早用柴胡，遂變而為少陽病，就吾經驗所得，殊不尔也。

附錄　柴胡梢。近世用作濕熱秫瘍之使藥。蓋内經厥陰之脉，遶陰

藥物學　柴胡

三十乙

[illegible]

腸淋濁之病，因以濕下注，治法宜清化濕熱，必有入肝經之藥為使。當之者，莫若柴胡。但柴胡原屬升散之性，無下行之理。故用柴胡，稍以自圓其說。

西醫胡定安氏在社會醫報發表論文，大致謂中醫於瘧之疾，極詆毀金雞納霜而用柴胡，殊不知柴胡成分，正含有金雞納霜云。胡氏之說，未諳有所本否也。

治傷寒邪在少陽之表證，見口苦、耳聾、胸痞、脇痛、寒熱往來；婦科用之疏肝、解鬱、散結、調經；兒科用之宣散伏火或痘證下陷。近世瘧疾多用之。

黃芪

產地 出山西黎氏形如箭幹大而肥潤綿軟而嫩者佳

性味 甘溫

主治 本經主癰疽久敗瘡排膿止痛大風癩疾五痔鼠瘻補虛

近世應用 溫分肉實腠理 生血生肌排膿內托 黃汗水腫

用量 一錢至三錢貳兩

泡製 搥扁蜜炙 鹽水炒 生用

禁忌 本品極滯胃苦者忌之實表有表邪者忌之

處方 配生熟地黃柏黃芩黃連當歸酸棗仁治陰虛盜汗之正法

配桂枝白芍防風炙草治虛自汗

配白芷、白芨、甘草、金银花、皂角刺，排脓止痛。

配桂枝、防风、防已、茯苓、猪苓，治黄汗、水肿。

著名方剂

玉屏风散。

当归补血汤。

黄芪建中汤。

补中益气汤。

幼科保元汤。

风邪久留不散，营卫虚而汗……

近人研究

张锡纯《黄芪解》曰：黄芪性温味微甘，能补气，兼能升气，善治胸中大气（即宗气为肺叶阖辟之原动力）下陷。《本经》谓其主大风者，以其与发表药同用能祛外风，与养阴清热药同用更能熄内风也。谓主痈疽久败疮者，以其补益之力能生肌肉，其脓自排出也。表虚自汗可用之以固外表气虚；小便不利而肿胀者可用之以利小便；妇女气虚下陷而崩带者，可用之以固崩带，为其补气之功最優，故推為補藥之長，而名之曰耆也。

日本東洞吉益氏之論「黃耆」

甲 主治

主治肌表之水，故能治黃汗、盜汗、皮水，又旁治身体重，或不仁者。

乙 考徵

（一）耆芍桂枝苦酒湯。證曰身体腫，發熱汗出而渴。又曰汗沾衣，色正黃，如藥汁。

（二）防已黃耆湯。證曰身重，汗出惡風。「以上二方黃芪各五兩」

（三）防已茯苓湯。證曰肢腫，水氣在皮膚中。

（四）黃耆桂枝五物湯。證曰身体不仁。「以上二方黃芪皆三兩」

（五）桂枝加黃耆湯。證曰身常暮盜汗出。又曰從腰以上必汗出。腰髖弛痛，如有物在皮膚中狀。「以上黃芪二兩」

（六）黄耆建中湯証不具也（上方黄芪两半）

右歷觀此諸方，黄耆主治肌表之水，故能治黄汗盜汗皮水，又能治身体腫或不仁者，是腫与不仁亦皆肌表之水也。

丙 互考

耆芍桂枝苦酒湯、桂枝加黄耆湯，同治黄汗，而耆芍桂枝苦酒湯証曰汗沾衣，是汗甚多也。桂枝加黄耆湯証曰腰以上必汗出，下無汗，是汗甚少也。汗之多少，即用黄耆之多少，則其功用的然可知也。

防已黄耆湯、防已茯苓湯，同治肌膚水腫，而黄耆有多少。防已黄耆湯証曰身重出汗，防已茯苓湯証曰水氣在皮膚中，此隨水氣多少，則黄耆

治肌表之水明矣。　黄耆發表也

黄耆桂枝五物湯。証曰身体不仁。仲景之治不仁。雖
隨其所在。處方不同。而歷觀其藥。皆治水也。然則
不仁。是水病也。故少腹不仁。小便不利者。用八味丸以
利小便。則不仁自治。是不仁者水也。學者思諸。

丁辨誤

余嘗讀本草。載耆之功。陶弘景補文云。虛損
五勞羸瘦。益氣利陰氣。甄權曰。主虛喘腎衰耳聾。内
補。嘉謨曰。人參補中。黄耆實表。余嘗考金匱要略。仲景
之處方。皆以黄耆治皮膚水腫。蓋未嘗言補虛實表也。
嘗問之周公置醫職四。食醫。疾醫。瘍醫。獸醫。弘景食醫
之流也。今世之喜醫方者。皆眩其俊傑。而不知其有害于疾

醫也。彼所尊信之，滔滔者天下皆是也。不亦悲哉。夫遂奔獸者不見大山，嗜欲在外則聰明所蔽。故其見物同而用物異。仲景主疾醫者也；弘景主延命者也。仲景以黄耆治水氣，弘景以之補虚。夫藥者，毒也。毒藥何補之有？是以不補而為補，其不以補為補者，其聰明為延命之欲所蔽也。古語曰：邪氣盛則實，精氣奪則虚。夫古所謂虚實者，以其常而言之也。昔常無者今則有之，則是實也；昔常有者今則無之，則是虚也。邪者，常無者也；精者，常有者也。故古之所謂實病者也，而虚者，精也，因病而虚，則毒藥以解其病。非病而虚，則非毒藥之所治也，以穀肉養之。故曰攻病以毒藥，養精以穀肉菓菜。今試論之，天寒冬，肌膚作粟，起當此之時，服黄耆必不已也以食衣之則已苟衣食而不已以種鞠而已無他是非病而精虚也若乃手足而惡寒拘攣与衣食而不已痛鞠而不已也与毒药而已無他是邪害也嗚呼仲景氏信不脅徵此孔子所以非法言不徹道也甄權甄讓不能言病症之法言也抑亦弘景禍之矣言必以仙方必以陰陽此書所之所以不著也

荊芥——假蘇——薑芥

產地　江蘇之州太倉者佳

形態　植物學唇形科連錢草屬草本莖高二尺許叶如線形金邊至夏梢頭成穗關細小之唇形卷花白色帶淡紅

性味　辛溫無毒

入藥部分　穗。莖。

主　治　本經寒熱。鼠瘻瘰癧生瘡。破結聚氣。下瘀血除濕痺。

近世應用　辛溫發散藥。辛涼發散藥。腸風便血藥。外科退熱消腫藥。赤利藥。

泡　製　生用。炒黑用。

用　量　錢半至三錢。

禁　忌　陰虛有不任發汗者。

陳　方　荊芥防風敗毒散。用之以疏風。

防風通聖散。用之以清上焦風熱。

消風散。用之祛巔上之風。

防風解毒湯。用之解風毒。

處方

配防風、荊芥、桂枝、甘草、杏仁，治風寒外襲之咳嗽寒熱。

配桑叶、薄荷、豆豉、牛蒡、葛根、川貝、桔梗、銀花、連翹，治風溫之寒熱及咽喉痛。

配炒黑防風、当歸、赤芍、丹皮、桃仁、苡仁、黄土、赤豆，治腸風便血。

配防風、羌獨活、前胡、桔梗、川芎、枳殼、人參、茯苓、甘草、姜葱，治外科之憎寒壯熱，並能消腫。

配炒黑防風、丹皮、赤芍、黄芩、黄連、枳实、大黄，治赤利腹痛。

前代記載

張隱菴曰：「寒熱鼠瘻，乃水藏之毒，上出于脉，為寒為熱也。本乎水藏，發為鼠瘻，脉空虛，故曰瘻，此內因之瘻也。瘰癧生瘡，乃寒邪客于脉中，血氣留滯，結核生瘡，无有寒熱，此外因之瘧也。荊芥味辛性溫，肅清經脈，故內因之寒熱亂瘧、外因之瘰癧生瘡，皆可治也。其臭芳香，故破結聚之氣，破結氣則瘀血可下矣。陽明之上，燥氣主之，故除濕。」

鄒澍曰：「荊芥為物，妙在味辛而轉涼，氣溫而不甚，芳香疏達，可使從陽化陰，而氣中結聚得破；從血驅風，而血中壅瘀得行，涇痹得去。氣不結聚，血不壅瘀，濕不停留，則寒熱除，而亂瘧瘰癧之在頸腋者，雖至已潰成瘡，既無來源，則亦烏能不已。」

張秉成曰：「荊芥辛溫而香，入肝經肺二經，疏風邪，清頭目。風寒初客于表者可用，以能散之。炒黑能入

中外驗方

血分，故能宣血中之風。凡產後瀉潰血虛感風之症，最宜辛香能散之品。陰虛無表邪者忌之。

（1）治一婦人產後因驚，或怒傷肝，或憂氣逆中脘，或坐草風入子藏，遂成顛狂，或成中風不語，角弓反張，狂走歌唱不常。荊芥穗（瓦上焙乾）右為細末，每服二錢，熱米飲調下，酒亦得用之如神。見洪氏集驗方（宋本）

（2）宇田川榛齋云：產後諸症業已全治，惟頭旋回不自覺者，最為難治。治此之藥，無有能優過荊芥者。又嘗治眾執痛矣，至寶也。見內外要論（和本）。

澤瀉

形態　植物學澤瀉科澤瀉屬宿根草本叶呈匙形叶柄長與車前相似而較大夏日自葉間抽出花莖高二三尺每節分三枝更分歧而著花色白

產地　福建　故曰福澤瀉

性味　甘淡微寒

入藥部分　根

主治　本經主風寒濕痹乳難消水養五藏益氣力肥健

近世應用　利水藥　通淋藥　祛煩藥　治溫病

泡製　生用　鹽水炒用

禁忌　腎虛滑泄或腎水涸竭以至目視糊塗之人——扁鵲云多

服瀉人服。因淋病久而滑泄者，用閻家秀黃柏乾研末和肉湯服。

著名方劑

仲景澤瀉湯治心下有支飲，其人苦冒眩。五苓散治小便不利、微熱、消渴。茯苓澤瀉湯治吐而渴欲飲水。八味丸治小便不利，又消渴、小便反多。牡蠣澤瀉湯治從腰下有水氣。

處方

配猪苓、茯苓、車前子、滑石、白朮，治因濕熱小便不利。

配菖蒲、草薢、木通、草梢、淮藥、萸肉、細生地、丹皮，治淋濁溺管痛。

澤瀉湯。澤瀉、茯苓、白朮、生姜、大棗，去大棗加桂枝。

配干姜、附子、細辛、五味子，治支飲心煩。

前代記載

張石頑曰：其功長於行水。本經主風寒濕痺，言風寒濕邪痺着不得去，則為腫脹，為癃閉，用此疏利水道，則諸症自除。蓋邪干窒竅，則為乳難，為水閉。澤瀉性專利竅，竅利則邪熱自

藥物學 澤瀉

華南中西醫學專門學校

通内無鬱熱，則藏氣安和，而形体肥健矣。所以素多濕熱之人，久服耳目聰明，然亦不可通用。若水過利，則腎氣虛。故扁鵲云：多服病人眼。令人溢洩精，多不敢用。蓋為腎与膀胱虛寒，而失閉藏之令，得澤瀉降之，而精愈滑矣。当知腎虛精滑，虛陽上乘，面目時赤者，誠為禁劑。若濕熱上盛，而目腫，相火妄動，遺洩，得澤瀉清之，則目腫退，而精自藏矣。何禁之有。

⊏ 牡蠣澤瀉湯

葶藶子 丁力子　商陸　桔蒌　栝樓根　海藻　蜀漆

牡蠣　澤瀉

白芨——白及

產地　植物學上芨蘭科白芨屬，可栽培于庭園間。

入藥部分　根。

性味　苦辛平。

本經　癰腫惡瘡敗疽，傷陰死肌，胃中邪氣，賊風鬼擊，痱緩不收。

近世應用　外用生肌藥，內用止血藥。

泡製　切片。

用量　一錢至二錢許。

處方　配阿膠、花蕊石、天麥門冬、地黄，治吐血。

配乳香、沒藥、龍骨、枯礬、冰片等，為生肌藥。

配地榆、槐花、黄柏、三七，治腸風便血。

驗方　治多年咳嗽肺痿咯血用白芨三兩研為細末每服三錢臨睡時糯米湯送下（名獨聖散）

經驗方　治鼻衄不止白芨為末津調塗山根上立止

禁忌　本品質至粘膩不易消化凡胃弱者宜少用編者用之每研細入藥

雜論　張石頑曰白芨性濇而收故生肌瘡本經主敗疽傷陰死肌皆熱壅血傷胃中邪氣亦邪熱也賊風痱緩皆分有熱濕熱傷陰所致也其治吐血𡀔血為其性斂也用此為末米飲服之即止其治金瘡及癰疽亦多用之

按洪邁夷志云台州獄吏憫一大囚囚感之因言吾七次犯死罪遭訊拷肺皆受傷至于吐血人傳一方只用白及為末米飲日服其

效如神。後其因痰遲，劉者剖其胸，見肺間竅穴處皆白及填補，色猶不變也。洪貫之聞其說，赴任洋州，一卒忽苦咯血甚危，用此救之，一日即止。

編者意見

本品止血之功，殊不弱，求其愈病之理，殆因其富有膠粘之質，有使血液凝固之性，與阿膠作用而已。譬此說雖屬揣測之辭，然亦有良好之佐證二：

(八)曩年某雜誌有告白及對于吐血之特效者，略謂「余于辛亥夏自杭返里，忽患咯血傾盆者三日，家人惶甚，嚴君素知醫，即以白及數兩煎汁治之，尋愈。今年春以感冒咯痰久，又引起舊疾，趨浙江醫院求治，錢崇潤先生令服白阿膠和食鹽水一劑，亦愈。考白阿膠之性，厥能促血液之凝結，使不至再有破綻而中留治法之白及，其汁中亦含膠汁，此其所以有同效歟」

(2)西醫董靈田論白及之內服，其言曰：中醫本草謂肺痨咳血，白及有神效。試驗之下，知其言之有據也。白及產山中，其質硬，碎之粘滑，味微苦，蓋為一種之植物膠也。于止血之外，又能減少痰痰。其奏效之理由，当与盐化鈣白阿膠同，以其能增加體液之濃度，而防止滲漏，故能減少咳嗽；以其能使血液之凝固力增強，故能治咳血。本草云肺之損者，白及能補之，此其催促病竈於灰化之作用也。余之試驗，其止血減痰之效，確而速，以其有苦味而適于腸胃，故于肺結核之常服藥，比白阿膠Gelatinanlösung等為良。若得藥學專家製成相宜格式，可列于西藥局而用之。

（服法）白及為末，每飯後食一匙。限于腸胃能消化之狀態加減用之。

準以上兩節言之，白及之所以止血，為富有膠粘之質，使血液凝固之說，亦堪信也。黄堅記所載一節，吾嘗視為小說家言，不足取信。据近人蔡濟平之報告，与黄堅記所載絕相類。六致謂有肺病極深之人，就治于香港醫院。院中著名西醫斷以不救，後病者服中藥之白及而瘥。該院聞之，甚為驚異。及病者死，該院因解剖驗其肺，肺之周体作二色，半為康健之肺，無稍異，半為腐爛後復又生長之形，蓋服白及之效也。据此則白及補肺之說，成非子烏。吾乃研究白及補肺之理。

西醫籍謂癆瘵之肺，常空洞如窨穴，瘵之起以肺結核菌。

既䖝入肺之組織內。乃起炎症。組織細胞。上皮細胞。繁殖堆積。生成一小硬固結節。此即謂結核也。初如粟粒大而半透明。繼乃漸漸增大。變為黃色不透明之硬核結節。中无血管。故結核內部。血管无由供給。榮養缺乏。是以結核部分易于壞死。成一種黃色乾酪狀物。此名乾酪變性。久則軟化而為粥狀。軟化後與痰唾同排出于外。于是中部成空隙。此名空洞。

療治肺癆之方藥。固難以枚舉。就中有鈣質者。為現今治肺病所常用。其力以包圍病竈。殲滅癆菌。而永遠不使蔓延。一方面并能止血。故以此——鈣——製為注射藥。使結核病灶內生石灰沈着。變乾酪變性。而質結成白堊樣之塊。而不為害。

然則所謂白芨之能「補肺」者，非已壞之肺，白及能補之也。從病灶石灰化耳。于此可知夷堅志所載，大因死後之肺，白及填滿之說為不確。蓋創者以已石灰化之病灶而悞認之者。

本草綱目今釋：白芨謂含有粘液澱粉，與歐產 Radix Saben 類似，可應用瘡毒諸瘍等症，促肉芽之發生，且止疼痛。並可為止血劑，與油類煉合，對于湯火傷，可以布塗之。据此則香港醫院腐爛服白及後，復又生長，則其功用似屬于「促肉芽之發生」一句，而不在「促病灶之石灰化」一句，其究竟如何，尚待証明。

肺癆病內服之藥頗少，因許多藥力入人体後，皆有變化，不能直接入肺，而白及有此奇效，殊甚幸慰。至製成合宜之藥品，端賴吾人此後之努力。

正誤　本草摘元試血法「以血入水內，浮者為肺血也，沉者肝血也，半浮沉者心血也，各隨所見，以羊之肝肺心蘸白及末，日日服之最佳」。白及之止血，其理可解，肺血肝血沉之說，不合學理，不可信。

紫石英為使，反烏頭，畏杏仁。

龍胆草　俗呼草龍胆。

形態　植物學龍胆科，龍胆屬，生于山野中，多年生草本，高一二尺。葉對生，廣披針形，或長卵形而尖，無葉柄，秋月莖頂常有數花叢生，或生于上部之葉腋，合瓣花冠筒狀。

性味　苦濇大寒。

入藥部分　根。

主治　本經主骨間寒熱。驚癇邪氣。續絕傷。定五藏。殺蟲毒。

近世應用　瀉肝火藥。清濕熱藥。

用量　五分至錢半。

禁忌　胃氣虛人服之必嘔。脾虛人服之必瀉。空腹食之小便不禁。

泡製　甘草水浸一宿。曝日或酒炒用。

著名方劑　龍胆瀉肝湯治肝經濕熱。瀉青丸治肝火。

處方　配黃連使君肉青橘叶猪胆治小兒疳疾發熱。

配苦參牛胆治穀疸。

配苦參青黛蛔虫灰治小兒一切疳熱狂語及瘡疥。

配夏枯草薄荷桑葉丹皮赤芍治赤睛胬肉。

前代記載　時珍曰相火寄在肝胆。有瀉無補。故瀉肝胆之熱正益肝胆之氣。本經主骨間寒熱，是指熱傷腎水而言。熱極生風則發驚癇，重則變為癇病。濕熱邪氣之在中下二焦者，非此不除，以其專伐肝胆之邪也。肝胆之邪去而五藏安和，經脈之絕傷續矣。殺蟲毒者，去濕熱之患也。

近人研究

張錫純曰：龍胆草味苦微酸，性寒，色黃屬土，為胃家正藥。其苦也能降胃氣，堅胃質；其酸也能補益胃中酸汁，消化飲食。凡胃熱氣逆，胃汁短少，不能食者，服之可以開胃進食。西人渾以健胃稱之，似欠精細。為微酸屬木，故又能入肝胆，滋肝血，益胆汁，降肝胆之熱，使不上炎，舉凡目疾、吐血、衄血、二便下血、驚癇、眩暈，因肝胆有熱而致病者，皆能愈之。其瀉肝胆有实熱之力，數倍于芍藥，而以斂收肝胆之虛熱，固

不如芍藥也◎

附　錄　西醫視此藥為苦味健胃藥劑為粉末用之能使胃中分泌之消化液增加惟內膜發炎之胃病及常嘔吐者不宜服

遠志——遠志肉

別　名　小草◎

產　地　別錄曰遠志生太山及冤句（屬兖州濟陰郡）蘇恭曰今河陝洛西州郡亦有之今北平天壇東蒙古一帶亦產之◎

性　味　苦辛溫◎

入藥部分　根◎

泡　製　生用蜜炙用◎

主　治　本經治咳逆傷中補不足除邪氣利九竅益智慧耳目

聰明不忘。強志倍力。久服輕身不老。

近世應用　安神藥。溫腎藥。間亦作化痰藥用。

用量　幾分至三錢。

禁忌　陰虛火旺勿用。

處方　配胆星、石菖蒲、天竺黃、竹瀝、半夏、則開痰竅滌。

配抱茯神、夜交藤、枣仁、治心悸少寐。

著名方劑　桑螵蛸散用之。則交通心腎。

天王補心丹用之。則補心益智。

琥珀多寐丸用之。則安神寧。

前代記載　黃宮繡曰。遠志平甘而溫。入足少陰腎經氣分。強志益精。

凡夢遺、善忘、喉痺、失音。小便赤澁。因於腎水衰薄。而致者宜用是葯以補之。蓋精与志皆藏于腎，腎氣充則九竅利，智慧生，耳目聰明，邪氣不能為害。腎氣不足則志衰，不能上通于心，故迷惑善忘。不能蟄閉藏，故精氣不固也。昔人治喉痺失音作痛，遠志末吹之，涎出為度，非取其通腎氣而開竅乎。一切癰疽發背，從七情憂鬱而得，單煎酒服，其渣外敷，投之皆愈，非苦以泄之，辛以散之之意乎。小便赤濁，用遠志、甘草、茯苓、益智為丸，棗湯服效，非取遠志歸陰以為嚮導之葯乎。

近人研究

惲鉄樵先生所著保赤新書論痧子不可之葯凡四，其二即遠志。曰：老人多欬嗽，因為氣管壁膜常生黏痰，為驅遂黏痰，故欬，而以常生黏痰則因腎虛，腎陽不能上蒸所致。

遠志能補腎迎火。往往其效如響，因既能補腎陽。氣管壁膜。

上黏痰就不生了。小孩子疹咳嗽。是風寒襲肺。氣管發炎。

前文所列主药麻黄、葛根。副药杏仁、象貝、乃是對証之药。若用補腎夫的遠志。豈不去題萬里下罢

「又丁福保譯醫界之鉄椎。諸言云。如化痰不用辛衣格——Senega 而用遠志四钱。以水濃煎。一日三次分服，能使氣管支分泌液增多。痰易咯出」。

「又高思潛曰。東人書中謂服用大量遠志。則能惹起嘔吐。我曾試驗過一次。結果良好。述之于下」。

一人飲聚腸上。經余診治。投以二陳加味。服二劑。未見進退。

因思及远志有涌吐功用。遂用远志一钱五分。加入前方。服後逾時。胸中非常煩躁。尋即吐出清稀涎水。数碗而愈。「節録紹興醫薬學報第十一卷第十二号第十八頁」

袁淑範曰。遠志昔時在西洋諸國。民間亦曽用作薬品如希臘薬史記。遠志有治療肺癆之功。効等類別。皆其明証也。至其科學的実驗。自日人下山氏檢出一種与辛依克 Radix Senegae 所含之苦味質 Saponin 相同之辛依精 Senegin 外。又検出種不溶于水及酒精中之「中性化合物」遠志精 Onjitin 以来。因今時中國多用其根。而其根又含多量之苦味質。故今僅以代辛依格根。作祛痰薬用之而已。後又經山本氏以化學及動物的実驗。証明遠志良品之效力。在辛依克根之上。而其價格僅值其半。

故日本在第四版藥局方中。已收之于局方藥之中矣。並于局方製劑中亦添有遠志糖一劑。以之代辛依克糖漿。用做祛痰劑使用之。———節録民國醫學雜志第六號中國藥之研究篇。

遠志之善豁痰。嘖嘖于東西醫界。不學者以為外人之發明。其实本經記載于先。本草從新称之于後。非絕對不知其功效者也。徒以近世從其命名上着想。謂服之可以強志益精。而其豁痰之功。轉乃湮沒。買櫝還珠。寧非憾事。

古人於痰濁之難咯出者。用藥使其痰易於咯唾。名之「豁痰」。遠志之作用。即在「豁痰」而非一切痰病均用之。遠志富于強烈之刺激性。多服可以嘔吐。蓋刺激胃膜之故。若与適當之分量量。則稚能刺激氣道。而發欬嗽，更增加粘液之分泌。丁福保氏謂單用遠志。可代辛依格。吾嘗数試之。殊不如丁氏所說。蓋一味遠志其效甚微。必佐以副藥然後方可。

惲鐵樵先生。視遠志与石斛同。為小孩痧子不可用之藥。未免拟于不倫。痧子不可石斛其理易知，不可用遠志則不可解。若謂遠志「補火」。故痧子不可用則吾人不敢服從。蓋「補火」為陰陽五行學說盛行時代之一種治療名詞。古人以腎藏志從遠志命名上着想。故曰遠志「補火」其实附會之譚。不圖惲先生乃信之。且惲先生以葛、麻、杏、貝為小兒欬嗽之對症藥。其中苟再稍佐遠志。刺激氣道。豈不大妙。更何不可用之有。此吾所以亟待向惲先生相権者也。

相如按　遠志非痰症咳嗽决對不可用之葯。顧亦非痰症。任何咳嗽皆可施用之葯。蓋痰症初起風熱在表。必待疏泄者。則佐遠志於麻葛杏貝之中。以之疏泄肺氣。正無不可至若聲嘶。氣急熱症。已見清燥潤肺之不暇。則辛溫之遠志在所必忌。蓋乾咳氣逆而有痰之易於黏唾。其間輕重固自不侔」

枳實　枳壳

釋名　宗奭云枳實枳壳一物也。蘇恭云既称枳实須合瓤核。今殊不然。李東璧云。實乃其小者故称枳实按生則皮厚而實熟則壳薄而虛。正如青皮陳皮之義也。

形態　圖經云木如橘而小高五七尺枝间多刺叶亦如橘但橘两头尖枳叶有两刻耳春生白花至秋成实皮厚而小者為枳实

空大者為枳殼皆以翻白如盆口狀陳久者為勝。

産　別　別錄云枳實生河內川澤蘇頌曰今洛西州郡皆有之以商州所産者為佳近道所出俗名臭橘不堪入藥按舊云江南為橘江北為枳周禮亦云橘逾淮北而為枳今江南枳橘皆有江北有枳無橘此自別種非關變易。

入藥部分　用果之外殼。

上消湯散引飲三一斗渡一斗或二斗　救肺　甘露飲加減

中消　食入易飢　救胃　瀉白胃　枳實　牡蠣　石斛

性　味　苦微寒無毒。

下消　糖尿　尿膀胱　黃芪　天冬　葱白

主　治　本經大風在皮膚中如麻豆苦癢除寒熱結止痢長肌肉利五藏。

別錄除胸脇痰癖逐停水破結聚消脹滿心下急痞痛逆氣脅氣痛安胃氣止溏泄明目。

藥徵　主治結实之毒旁治胸滿胸痺腹滿腹痛

近世應用　脘滿腹脹便閉。

用量　小量八分中量三錢大量五六錢

禁忌　凡氣弱脾虛發為脹滿宜用健脾之劑枳实枳壳皆不宜用

方劑名称　枳实炭江枳实江枳壳。

配伍　配白朮治飲盤據心下

配大黄芒硝治腹痛便結

配桂枝薤白治胸痺氣塞短氣

配瓜蔞消痞結

配生姜橘皮治胸痺噫氣

配延胡青皮治氣滯

配桃仁赤芍治血壅

著名方劑

仲景方見药徵

枳黄導滯丸——枳实大黄六曲茯苓黄芩川連白朮澤瀉

六磨飲子——木香枳实大黄沉香烏药檳榔。

驗方

枳实皂荚等分為丸如梧子大每服五丸治大便不通。危氏得效方。

枳实醋浸火炙熨之治皮膚風癢。外台秘要方。

前代記載

張璐曰枳实味辛苦平無毒入肝脾血分消食瀉痰滑竅破氣心下痞及宿食不消並宜枳朮故潔古枳朮丸以調脾胃实主金匱心下堅大如盤用枳实白湯之法丸心下痞及宿食不消而發熱者並宜枳实黄連王好古曰益氣則佐以参朮乾

薑破氣則佐以大黃芒硝此本經之所以言益氣而潔古輩復言消痞也李士材云自東垣分枳殼治高枳实治下好古分枳殼治氣枳实治血然究其功用皆利氣也凡氣弱脾虛致停食痞滿治當補中益氣則痞自消若用枳殼枳实是抱薪救火矣

近人研究

湯本求真曰葯徵論枳实之主治是也其主治結实之毒謂在心下脇骨弓下（此處之結实頗似柴胡之胸脇苦滿但此則視彼為甚）及直腸之結实然其作用雖似芍葯但此則優于結实而劣于拘攣彼則優于拘攣而劣于結实其治胸滿脇滿亦類似厚朴然此則以結实為主脹滿為賓彼則以脹滿為主結实為賓此二葯之分别也若治食毒

或食毒更兼水毒者則二葯皆同效」

延胡索。

釋　名　王好古曰延胡索本名為玄胡索因避宋真宗諱始改玄為延也

性　味　辛溫無毒

效　能　開寶本草曰主治婦人月經不調破血腹中結塊崩中淋露產後諸血病煮酒或酒磨服大明本草曰能除風治氣止暴腰痛又能除瘀血落胎王好古亦曰治心氣小腹痛有神效李時珍曰延胡索專治一身上下諸痛用之中的妙不可言

日本一本堂葯選謂能療心胸少腹遍体諸痛

方劑名称　延胡索　玄胡索　元胡索　醋炒延胡

配伍　配当歸肉桂治遍身作痛

配金鈴子治熱厥心痛

配茴香治小腸疝氣

配当歸橘紅治婦女经来刺痛

古方　古今醫統載治遍身疼痛者用延胡当歸桂心等分為末温酒調服二錢日三服以愈為度

「聖惠方用延胡金鈴子各等分為末温酒或白湯送下一錢治熱厥心痛或發或止延久不愈身熱而小便不利」

「濟生方用延胡当歸橘紅各等分酒煎米糊丸梧子大每服百丸空心艾醋湯下治婦人腹中刺痛經候不調等症」

著名方劑　濟生玄胡湯治婦人室女心腹疼痛一切血氣經候不調」

玄胡索　蒲黄　芍药　姜黄　当归各二匁半　乳香

木香　官桂　没药各一匁　甘草半匁

右生姜水煎服

又方治産後穢物未盡

玄胡索　沉香　大黄　当归　川芎　芍药　桂枝各等分

右七味水煎服

不洋所自録日本和漢薬考

炮製　炒

用量　一銭至三四銭

前代記載與評論　綱目載胡氏因食麦麺鬱怒遂發胃脘當心而痛不可忍醫用吐下化滯諸薬皆入口即吐不能奏效大

便三日不行因思雷公炮炙論云心痛欲死速覓延胡乃以延胡末三錢温酒調下少頃腹痛止而大便行遂愈又華氏年五十餘歲下痢腹痛症已垂危用此葯二錢米湯服下痛即減十之五調理而安綱目載趙侍制因導引失節肢体拘攣用當歸桂心延胡等分為末酒下三錢隨量頻進温酒適可而止其痛若失張石頑曰延胡索色黄入脾胃能活血止痛治小便溺血得五灵脂同入肝經散血破滞炮炙論曰心痛欲死急覓延胡以其能散胃脘氣血滞痛也蓋当歸芍藥調腹中血虚痛延胡五灵治腹血滞痛又延胡善行血中氣滞氣中血滞与当歸桂心治一身上下諸痛及經癸不調産後血病往々獨行多功雜他葯中

便緩按延胡走而不守惟有瘀滯者宜之若經事先期虛而崩漏。產後血虛而暈厥非所宜。」

菊花——節華，女節，女華

釋　名　時珍曰。按陸佃埤雅云。菊本作蘜。從鞠々窮也。月令九月菊有黃々華。々事至此而窮尽々故謂之蘜節。華之名。亦取其應節候也。崔寔月令云。女節女華。菊華之名也。

形　態　菊有二種。一種莖紫氣香而味甘。叶可作羹食者為真菊。一種青莖而大作蒿艾氣味。苦不堪食者。名苦薏。非真菊也。叶正相似。惟以甘苦別之。

產　地　杭州產者為杭菊花。滁州產者為滁菊花。

性　味　苦甘平。無毒。

六十

主治　本經風頭眩腫痛。目欲脫。淚出。皮膚死肌。惡風。濕痺。
別録療腰痛去來陶陶。除胸中煩熱。安腸胃。調四肢。

近世應用　去翳明目葯，喉科瘍科葯，泄肝去風葯。

用量　二錢至四錢

泡製　陰乾

驗方　簡便方風熱頭痛。菊花、石膏、川芎各三錢為末。每服一錢半。茶調下。

仁濟直指方癍痘入目。生有翳障者。用菊花、穀精草、綠豆皮、等分為末。每服一錢，以乾柿餅一枚粟米泔一盞同煮，候泔盡，食柿，日食三枚，淺者五七日遠者半月見效。

危氏得效方女人陰腫。甘菊苗搗爛煎湯。先薰後洗。

陳方

處方

菊花丸、菊花决明散、菊花通聖散、菊花清燥湯、桑菊飲。

配羚羊、地黄、々柏、枸杞、白蒺藜、五味子、山萸肉、当歸、决明子、木賊草、柴胡。治肝腎兩虧。目痛生翳。

配薄荷、牛蒡、桑叶、穞豆衣、丹皮、赤芍、黄連、龍胆草。治風火赤眼。

配霜桑叶、荊芥、薄荷、甘草節、苦桔梗、貝母、姜蚕、銀花、連喬、射干、青果。治咽喉嫩紅腫痛。而因于風熱者。

配川芎、蒿本、当歸、白芍、地黄、薄荷、桑叶。治肝陽頭暈。

配川芎、当歸、白芍、金鈴子、茺蔚子、香附、穀精子、龍齒、珍珠母。治肝陽肝氣頭痛。

配板藍根、草梢、柴胡、桔梗、黄芩、升麻、姜蚕、羌活、元参、連

前代記載　喬、黃連。治大頭瘟腫痛、

張石頑曰。菊得金水之精英。補水以制火。益金以平木。為去風熱之要药。故李経専主頭目風熱諸病。取其味甘氣清、有補陰養目之功。蓋益金則肝木平而風自息。補水則心火制而熱自除矣。其治悪風痹者。以其能清利血脈之邪。而痹濕得以開泄也。又黃者入金水陰分。白者入金水陽分。紫者入婦人血分。觀金匱侯氏黑散。千金秦艽散。俱用菊花為君。時珍所謂治諸頭目。其旨深矣。近有一種從番船來。六月開花。但有正黃而无間色。豈特黃州脫辦為异哉。

編者按　自吳鞠通製桑菊飲。温病正治。遂无人能解。其实此方在組織上。尚無大謬。特太輕耳。以治小風熱。未嘗不可。以治陽明經病。則病重藥輕。無不僨事。菊花治頭暈与目赤。古今無异辭。此二症大都有上部充血之現象。菊花能治之。殆涼泄之作用。故古人名之曰泄肝。

近世菊花炒炭。于理不通。當刪之。

補陳方

杞菊地黃丸。

坿辛涼輕劑桑菊飲方。 杏仁一錢 連翹錢半 薄荷八分 桑叶二錢半 菊花一錢 苦桔梗二錢 甘草八分 葦根二錢 水二杯。日二服。二三日不解。氣粗似喘。躁在氣分者。加石膏、知母、舌絳。暮熱甚燥。邪初入營。加元參二錢。犀角一錢。在血分者減去薄荷葦根。加麥冬、細生地玉竹、丹皮各二錢。肺熱甚加黃芩。渴者加花粉。

知母——大知母——肥知母——

——蚳母，連母，蝭母，貨母，地參，水參——

釋名　時珍曰宿根之旁。初生子根。根狀如蚳蝱之狀。故謂之蚳母。訛為知母蝭母也餘多未詳。

產地　生河內川谷間。今瀕河諸郡。及解州滁州亦有之。

形態　屬百合科。橫生根。形狀類萬年青之根。脊處多皺紋。有鬚根。外部為黃褐色。內部呈茶褐色。四月開青花如韭花。一八月結實。

性味　苦寒，無毒。

主治　本經消渴熱中。除邪氣。肢體浮腫。下水。補不足。益氣。別錄療傷寒。久瘧煩熱。脇下邪氣。風汗內疸。多服令人泄。

近世應用　生津，愈瘧，瀉肝，除蒸。

入药部分　根

泡製　去鬚根剉用，酒浸焙乾，盐水浸焙乾。

禁忌　鉄器。陽氣虧虛者。

用量　錢半至三錢。

陳方　達原飲（治寒熱往來）　知柏八味丸。　常山飲。（常山青皮当归）　玉女煎。　白虎湯。

驗方　陳延之小品方妊娠腹痛，月未足如欲産之狀。知母二兩。為末蜜丸。如梧子大。每下二十丸。

醫學集成久近痰嗽。自胸膈下塞。停飲至于藏府知貝母各一两為末。巴豆三十粒去油研勻每服一字。用姜三片二面蘸药細嚼咽嚥下便睡。次早必瀉一行。其嗽当止。壯人乃用之。

處方　配石膏、葛根、山梔、甘草、金銀花、竹叶治汗出壯熱。口渴心煩之陽明經病。

配黃芩、白芍、甘草、枳实、川朴、草果、柴胡、柽柳、治切瘧疾。

配黃柏、黃連、龍胆草、山梔、乾地黃、淮葯、萸肉、澤瀉、丹皮、治虛火盛。下焦濕熱之遺泄。

配桑叶、菊花、山梔、龍胆草、薄荷、蟬脫。治肝火赤眼

配鱉甲、秦艽、地骨皮、紫菀、歸身、柴胡、青蒿、治陰虛骨蒸。

配玉竹、麦门冬、玄参、西洋参。治肝燥乾咳。

前代記載

張石頑曰。知母沉降。入足少陰氣分。及足陽明手足太陰。能瀉有餘相火。理消渴煩蒸。仲景白虎湯。酸棗湯皆用之。下則潤腎燥而滋陰。上則清肺熱而除煩。但外感表証未除。

瀉利燥渴忌之。脾胃虛熱人誤服。令人作瀉減食。故虛損大忌。近世誤為滋陰上劑。勞瘵神丹。因夭枉者多矣。本經言除邪氣肢體浮腫。是指濕熱水氣而言。故下文云。下水補不足益氣。乃濕熱相火有餘。燥灼精氣之候。故用此清熱養陰邪熱去。則正氣復矣。

黃坤載曰。知母清金泄熱。止渴除煩。傷寒白虎湯。金匱棗仁湯。桂枝芍藥知母湯。並用之。以其清金而泄火。潤燥而除煩也。知母苦寒之性。專清心肺。而除煩燥。仲景用之以泄上焦之熱也。甚敗脾胃。而泄大腸。火衰土濕。大便不實者忌之。後世庸工。以此通治內傷諸病。淋水滅火。悞人性命。至今未絕。其諸主治。泄大腸。清膀胱。

編者按　知母之主要功用。元非生津以止渴。渴止則煩除。謂其能補水。故可退熱虛勞骨蒸者。固非。謂其傷敗脾胃者。亦非是。如此可知用知母必具之證。為　口渴。心煩。

滑石　液石

產地　赭陽山谷。泰山之陰。或掖北。或卷山。

形態　潔白如雪。膩滑如脂。其初出時。軟柔如泥。久暫堅強成石。

性味　甘寒。

主治　本經　身熱洩澼女子乳難。癃閉。利小便。蕩胃中積聚寒熱。

別錄　通九竅六腑津液。去留結。止渴。利中。

藥徵攷徵　主治小便不利。旁治渴。

用量　三錢至四錢。

方劑名称　塊滑石。飛滑石。

泡製　先以刀刮淨研粉。以丹皮同煮一伏時。去丹皮。取滑石用東流水淘過晒干用。

禁忌　脾虛下陷及滑精者。

近世應用　利小便。通淋濁。

仲景方　見藥徵。

著名方劑　防風通聖散　大黃、芒硝、防風、荊芥、麻黃、山梔、白芍、連翹、川芎、當歸、薄荷、白朮、桔梗、黃芩、石膏、甘草、滑石、姜葱。治表裏实热而發之瘍毒。

小薊飲　藕節、蒲黃、木通、滑石、生地、當歸、甘草、山梔、竹叶。治热结血淋。

驗方

六一散　滑石、甘草。清暑利濕。兼治水瀉。

益元散　前方加辰砂。可以清心

碧玉散　即前方加青黛。取其清心。

雞蘇散　前方加薄荷。可以散肺熱。

八正散　木通、車前、扁蓄、大黄、滑石、草梢、瞿麦、栀子、灯草。治濕熱下注。小腹急滿。淋血痛。

甘露消毒丹　滑石、茵陳、黄芩、菖蒲、川貝、木通、藿香、射干、連翹、薄荷、蔻仁。治濕温時疫之胃悶嘔惡。頸痛身熱。

集簡方　陰下濕汗。滑石一兩。石膏煅半兩。枯白礬少許。研搽之。并治脚指縫爛。

時方

普濟方伏暑吐泄。或小便赤煩渴。用桂枝、滑石、四兩、藿香、丁香、各一錢為末。米湯服二錢。

濕熱下注。瘀凝水道。膀胱通調失司。溲血管痛。淋瀝不爽迆血淋也。久恐成痨。亟宜清化濕熱。祛瘀通閉。

小生地四錢 丹皮二錢 赤芍三錢 黑山梔二錢 萹蓄草錢半 生苡仁四錢 赤豬苓三錢 滑石三錢 木通八分 草梢八分 琥珀末四分冲 通天草錢半

時值長夏。濕土司令。氤氳之邪。彌漫三焦。胸悶泛噁。脘痞氣窒。知飢不食。渴喜熱飲。濕遏表陽。身熱而後惡寒。濕走大腸。便溏。更見溲短。所幸濕重熱微。不至纏綿時日。

大豆卷錢半 山梔錢半 藿香梗錢半 佩蘭梗錢半 蒼朮皮錢半 冬瓜子皮各三錢 赤豬苓三錢 澤瀉二錢 滑石三錢 仙半夏二錢 車前子三錢

絲瓜絡二錢 滑石、

二二

[illegible]

瀉科方載

鵝黄散冲治坐板瘡疥癢。綠豆粉滑輕粉黄柏各三分陳松花粉五分滑石五分研末麻油調搽

前代記載

李時珍曰。滑石利竅。不獨小便也。上能利毛腠之竅。下能利精溺之竅。蓋甘淡之味。先入于胃。滲走經絡。遊溢津氣。上輸于肺。下通膀胱。司津液。氣化則能出。故滑石上能發表下利水道。為蕩熱燥濕之劑。發表是蕩上中之熱。利水道是蕩中下之熱。發表燥上中之濕。利水道是燥中下之濕。熱散則三焦寧而表裏和。濕去則闌門通而陰陽利。劉河間之用益元散。通治上下表裏諸病。蓋是此意。但未發出爾。

張秉成曰。滑石其性寒。其体滑。其質重。沉降下行。祛濕熱

熱從小腸膀胱而出。有謂其燥者。亦濕去則燥之故。非滑石之性燥也。或謂其能解肌者。亦裏通而表解之意歟。」

近人研究 湯本求真曰。本藥內用。時亦可以外用。其粘滑性能和緩包攝膀胱水道腸管之炎性粘膜面。且其性寒。同時消炎作用。以此而益助長。

張錫純曰。天水散為河間治暑之聖藥。然最宜于南方暑証。因南方暑多挾濕。滑石能清熱。兼能利濕。又少加甘草以和中補氣。——暑能傷氣。——是以用之最宜。若北方暑証。不必兼濕。甚或有兼燥者。當變通其方。滑石、生石膏各半。與甘草配製。方為適宜。

編者按 本藥利小便。兼能止渴。故熱性病渴而小便不利者。常用之品。」

[illegible]滑石、桃仁、 二二 [illegible]

濕溫症濕熱內蘊。處方淡滲清宣。方能入彀。本品滲濕而不傷陰。泄熱而無礙于濕。故亦常用。」

桃仁。

性　味　苦甘平。

主　治　「本經」瘀血。血閉癥瘕邪氣。殺小虫。「別錄」止咳逆上氣。消心下堅硬。除卒暴擊血。破癥瘕。通月水「時珍」血滯風痹。骨蒸肝瘧。寒熱鬼疰疼痛。產後血病。

近世應用　攻瘀藥。

用　量　錢半至三錢。

泡　製　七月采取仁陰乾。

禁　忌　無瘀血而悞用之。大傷陰氣。雙仁者有毒不可用。

仲景方

桃仁承氣湯——桃仁、甘草、桂枝、芒硝、大黄、治太陽傷寒。熱結膀胱。其人如狂。外証已解。但少腹急結者。

抵當湯——桃仁、大黄、水蛭、䗪虫治熱在下焦其人發狂。少腹鞕。滿。婦人。經。水不利下。

大黄牡丹皮湯——大黄、桃仁、芒硝、瓜子、丹皮、治腸癰膿成及少腹腫痞。

下瘀血湯——大黄、桃仁、䗪虫、治産婦腹痛及經水不利。

大黄䗪虫丸——桃仁、大黄、甘草、杏仁、芍药、乾地黄、乾漆、䗪虫、水蛭。治瘀血腹滿。

抵當湯——桃仁、大黄、水蛭、䗪虫。治少腹。硬。滿。經水。不利。

時方

肝鬱氣滯。氣為血帥。滞則血凝。經阻匝月。少腹痛拒按。不通

則痛故也。擬疏肝理氣。攻瘀調經。　桃仁分半　歸尾二分　川軍分半

金鈴子二分　元胡索二分　川芎二分　香附二分　紫丹參三分　紅花八分　藥引：

陳艾絨八分

驗方

桃仁一百二十枚留尖去皮及雙仁杵為丸。平旦服之。令盡量飲酒至醉。後乃任意吃水。隔日一劑。百日不得食肉治骨蒸作熱——方見外台——外台桃仁炒香為末。酒服方寸匕。日二次仍搗傅之。治男子陰腫作癢。

前代記載

張石頑曰。桃仁入手足厥陰血分。為血瘀血閉之專藥。苦以泄滯血。甘以生新血。畢竟破血之功居多。觀本經主治可知。仲景桃核承氣。抵當湯。皆取破血之用。又熱入血室。瘀積癥瘕。經閉瘧母。心腹痛。大腸秘結。亦取散肝經之血結。熬香治癩疝痛癢千金

法也。

著名方剂

復元活血湯——桃仁、柴胡、花粉、當歸、山甲、大黄、甘草、治損傷血積。

生化湯——桃仁、當歸、川芎、炮姜、炙草。治産後祛瘀。

千金葦莖湯——桃仁、苡仁、瓜瓣、葦莖。治肺癰吐膿血。

醫林改错方

補陽還五湯——桃仁、赤芍、紅花、地骨、歸尾、黄芪、川芎。治中風半身不遂。口歪語濇。

癲狂夢醒湯——桃仁、木通、香附、大腹皮、桑葉、陳皮、赤芍、蘇子、半夏、柴胡、甘草。治癲狂如夢。

藥徵續編

桃仁主治瘀血少腹滿痛。故兼治腸癰及婦人經水不利下

藥徵續編考徵

據仲景諸方則桃仁主治瘀血急結。少腹滿痛。明矣。凡毒

[illegible]桃仁、[illegible]

結于少腹。則小便不利。或如淋。其如此者。後必有脹自下。或瀉血者。或婦人經水不利者。是又臍下久瘀血之所致也。

近人研究

湯本求真曰。据古籍所載。本品為一種消炎祛瘀解凝之藥。兼有鎮咳。鎮痛。緩下。殺菌作用。

曹拙巢先生曰。桃仁走血分而攻瘀。惟与大黄同用。乃為有力。是故桃仁承氣湯、下瘀血湯。大黄牡丹湯。并用之。至如所用量。以三十粒為至少。五十粒為中數。少則力泊不能奏效。予嘗用至八十粒而始破積瘀。近人以三錢為斷。真不解事也。

編者按

本品為攻瘀血之要藥。功效卓著。然生理病理上之瘀血。其定義究如何。湯本是于此有極翔实極精闢之議論。特節錄于下。

瘀血者。穢污之血液。即謂反正常之血液。對于現代解釋。瘀血者。變化的血液。非生理血液。不特喪失血液資格。反為害人体之毒、物。斯種毒物應速排除体外。一刻難以存在。其在婦人月經血若排泄障碍。或完全閉止。其毒力不但使人疾病。既失却抗菌性血液。且等于培養基。瘀血者。最適好是細菌繁殖之理。不但容易引誘各種細菌變成諸般之炎性病。瘀血停滯過久。或且高度時候。不論生殖器及隣近部分如腸管腸間膜、淋巴線、等之血管內。概有瘀血之沉着。其一部分與生理的血液循環于全身。沉着于各種藏器組織內。而生血塞。肺肝脾腎等生出血性硬塞。到腦肺則生血栓。凝着于心藏血管壁。則發生心藏瓣膜病。狹心症。動靜脉瘤。血管硬变等病。此外尚能緩發諸般之病症。另如斯端

藥物學 桃仁

七十

遼南中西醫學專門學校

之病症。皆因月經排泄障碍。如缺此種方劑之洋方（對于病原之月經排泄障碍。及續發諸症。皆施對証治療。姑息苟安而已。以外並無治法。漢方對于通經劑。——即驅瘀血劑。——陽盛瘀血者。——配合桃仁、丹皮、陰虚証当歸、川芎。陳久性則䗪虫、水蛭、虻虫、干漆等方。又續發的諸病者。与此驅瘀血劑合對症方劑。或兼用之——下畧——

如湯本氏所説婦人經閉与經行不暢。足以引起諸般病症、則攻瘀血劑。在婦科治療上。確是要着。

例驗方

編者回憶曩年侍曹拙巢先生診病。一婦人病乾血已久。予抵当湯。凡数服。桃仁用至七、八錢。以婦經行後。復投牛、此症若經時医療治。必斤斤于兩頤、歸尾、紅花等輕劑足以結果可決其不良也。

吾家太炎先生。嘗論骨蒸之治。——肺結核——當以祛瘀為第一義。湯本氏亦以大黃䗪虫丸。療治肺結核有效。三公所說。時下医工聞之。未有不駭怪以為妄者。其實李時珍論桃仁之治骨蒸肝瘧寒熱鬼疰亦二說互於印證西藏曩年白善仁大師——白喇嘛之替身——為人治肺病。服紅花。病者維之。大師告以須瘀血去而鮮血生。方愈也。此可說之佐證。然則肺病以攻瘀為急。已無疑義。但水蛭蝱虫病者畏懼不敢服。赤芍紅花。其力又薄弱不堪用。就中惟有桃仁是此等病症之專品耳。

廣東有印贈善書者。末附惡核奇方。以桃仁為主藥。餘

方五一 桃仁

二二一

亦祛瘀之品。以来治中年男子。頸際瘰癧。大如龍眼。凡三四枚成串。其形瘦。予以治瘰癧普通方劑。如滋陰养肝降火消痰。前医均已与服。不得不別出途徑。遂以桃仁為主药。而以赤芍、丹皮、鱉甲、々佗佐之。药数服。其瘰由硬而軟。嗣以便利起見。日服大黃、䗪虫丸。而以昆布、海藻、夏枯草煎湯送丸。效大見。附誌于此。為諸君將来使用桃仁多一法门云爾。

五味子

産地　圖經生齊山々谷。及代郡。今河南陝西州郡尤多。而杭越間亦有。

形態　春初生苗。引赤蔓于高木。其長六七尺。叶光圓。似杏叶。三四月間黄白花。七月成実。莖端作房。如落葵子。大如蘡子。生青熟紅紫。中有核。似猪腎。

性味　酸温無毒。

主治　「本經益氣。咳逆上氣。勞傷羸瘦。補不足。強陰。益男子精。」

「別録養五藏。除熱。」

本草述斂虚汗。止晨泄。明目。收瞳子散大。」

薬徴考徴　主治咳而冒者也。

方劑名称　五味子，北五味。

用　量　錢許至二錢。

泡　製　晒乾用，盐水炒用。

禁　忌　疹痧初發。肺家有实熱者。

近世應用　痰飲药，斂汗药，納氣药，腎泄药。

處　方　配紫菀、知母、貝母、人参、茯苓、阿膠、甘草、桔梗，名紫菀湯。治肺傷劳熱，久嗽吐血。肺痿肺癰。

配干姜、桂枝、麻黄、細辛、芍药、甘草、半夏，名為小青龍湯。治痰飲喘冒。

配桂枝、麦冬、当歸、黄耆、甘草、麻黄、人参、芍药，名為麻黄人参芍药湯。治内蘊虚熱而外感大寒，吐血者。

配人參、白朮、茯苓、甘草、砂仁、木香、桂枝、附子、干姜、名回陽救急湯。治三陰厥陰脉伏自汗。

配破故紙、吳茱萸肉、豆蔻、大棗、生姜、名四神丸治腎虛脾弱。五更泄瀉。

配麦冬、人參、名生脈散。治脈絶大汗口渴氣少。

配萸肉、淮药、茯苓、熟地、杜仲、牛夕、菟絲、楮实、小回香、巴戟天、枸杞、遠志、菖蒲、紅棗、生姜、名還少丹。治脾腎兩虛飲食無味。面少精采。腰軟。陽痿。健忘。怔忡。

配熟地、淮药、山萸肉、丹皮、澤瀉、茯苓、麦冬、。名八仙長寿丸。治腎不納氣。々喘息肓。

配柏子仁、酸棗仁、天冬、麦冬、生地、歸身、遠志、茯苓、人參、丹

参元参桔梗砂仁名天王補心丹治心血不足神志不寧怔忡便难

配熟地、生地、天冬、当歸、枸杞、牛七、淡蓯蓉、黄柏、鎖陽、杜仲、紫河車。名河車大造丸治真元不足。虚勞損怯

配兔絲子、白茯苓、石蓮、山葯、名茯菟丹。治遺精消渴。而因于陰虧火熾者。

配人参、白术、柏子仁、牡蠣、麻黄根、半夏、麦麸、棗仁、名柏子仁丸。治心腎不交。夜不安眠。自汗盗汗。

前代記載

丹溪曰。嗽在黄昏時。乃火氣浮入肺中。不用涼葯。宜五味子五倍子、斂而降之。

近人研究

張錫純曰五味子性温。五味俱備。酸鹹居多。其酸亦能斂肺。

故本經謂主欬逆上氣。其鹹亦能滋腎。故本經謂其強陰。益男子精。其酸收之力。又能固攝下焦氣化。治五更泄瀉。夢遺失精。及消渴小便頻數。或飲一溲一。或飲一溲二。其至酸之味。又善入肝。肝開竅于目。故五味能斂瞳子散大。然其酸收之力甚大。若欬逆上氣挾有外感者。須與辛散之藥同用。（若乾薑生薑麻黄細辛諸藥）方能服後不至留邪。

編者按

此藥近世每與干姜同用。以治痰飲氣喘。其理由為五味子配以干姜之辛。所謂一開一闔。——又近世視本品為氣喘高之要藥。其理為肺主降氣。腎主納氣。氣喘息高。為腎不納氣之現象。五味功能益腎。性又酸斂。以之收斂腎氣。亦學理上所必然者東洞翁雖否認入腎之説，根據古今經驗，五味確能收斂，是則入腎之説，固不可拘泥，而斂氣功效，究不可抹煞。

備註　東洞翁曰：余嘗讀本草，五味子收肺補腎之言，是非疾医之言也。原其為説，由五藏生尅而來也。夫疾医之道熄而邪術起，臆測之説于是乎行，無益于治也，不可從矣」

蒲公英——黄花地丁——俗名奶汁草——乳汁草

形態　多年野生草。葉由根叢生，羽狀裂，有大鋸齒下向。早春葉叢生花。根斷之有白汁。頂開黄花，為舌狀花，冠有冠毛。中有子，落處即生。

性味　甘寒，無毒。

效能　瀉熱解毒。

主　治　婦人乳癰水腫。煮汁飲及敷之立消。

入藥部分　莖

用　量　氣味輕清。至少須四錢以上。

處　方　得夏枯草、貝母、連翹、白芷、括蔞根、橘葉、甘草、頭垢、牡鼠糞。山慈姑、治一切乳癰腫。及治乳巖為上药。得菊花、銀花、丹皮、赤芍、蚤休、治毒初起。

民衆治療　婦人乳癰腫痛。搗爛外敷。内服亦可。其根之白汁。塗惡刺甚效。

前代記載　張石頑曰。蒲公英解食毒。散滯氣。然必鮮者搗汁。和酒服治乳癰效速。服罷欲睡。是其功驗。微汗而愈。

近人研究　丁氏化學實驗。新本草謂蒲公英。是清瀉藥。改血藥。散炎瘤葯。又為利小便葯。如肝与內腎之病。並皮膚久病等均可用之。然性最輕。其平和之性。畧与土茯苓相等。其功用又能助胆汁。作煮水膏等服之均效。治胃不消化。大便結。肝結血。肝結生臟症。（須佐瀉葯同服）瘰疬（須常適度食之）

蒲公英煮水方　治胃不消等患極效。——蒲公英八錢切片搗爛。清水十六两八錢煮沸至一刻鐘之久。隔淨。隔時再加沸水收足十六两八錢為度。每服一两二錢六分至二两五錢二分

蒲公英膏方　蒲公英鮮根四斤。搗爛絞汁候澄清。將上面清者。取出入鍋。熬十分鐘。熱不過二百一十二度。濾渣。再入湯鍋散氣。熱不過一百六十度成膏為度。

編者意見　本品漢葯实驗談列入利尿劑。据本草類辨及本草從新

車前草——芣苢，馬舄，牛遺，当道——

形態　草本屬唇形花植物亞（拉丁文）之車前科（拉丁文）學名（拉丁文）春初生苗。叶狀如匙。布地面。中抽数莖。作穗如鼠尾。花細密。青赤色。結子小圓扁。色赤黑。

產地　卑濕之處多生之。

性味　甘鹹寒。無毒。

主治　本經：氣癃。止痛。利水道小便。除濕痺。
別錄：男子傷中。女子淋瀝。不欲食。養肺。強陰。益精。令人有子。明目。療赤痛。

入葯部分　古用全苗。今用子。

近世應用　分利止瀉药。　泄湿通淋药

泡　製　水淘洗去泥沙。酒浸或焙用。

用　量　钱半至三钱

禁　忌　陽氣下陷腎氣虚脱者勿服。

民衆治療　煎湯服。止咳消食。

處　方　配藿蘇梗、砂仁、赤猪苓、通草、治湿熱水瀉。配生地、丹皮、草梢、木通、淮山药、萸肉、猪苓治淋濁管痛。

前代記載　張石頑曰。車前子入足太陽少陰。能利小便。而不走氣。与茯苓同功。本经治氣癃止痛。通腎氣也。小便利则湿去。湿去则痺除。別録治女子淋瀝等疾。專取清熱利竅之功也。男女陰中有二竅。一竅通精。一竅通水。二竅不兼開。水竅得氣化化乃出。精窍得火動乃泄。車前專通氣化。行水道。疏利膀胱濕熱。不致攙動真火。而精氣寧謐矣。故凡濕利暴下病小便不利而痛者。用車前子為末。米湯服二錢。利水道。分清濁。而穀藏止矣。又治目疾。水輪不清。取其降火而不傷腎也。時珍用以導小腸熱。止暑濕瀉。取甘平潤下之用耳

日本高橋統閣氏曰李卅中所含之有效成分

(一)屬于配糖体。名曰樸蘭泰根。味微苦。易溶解于水及酒精中。水溶液。無臭無味。色黃褐。呈中性反應。

(二)無刺激粘膜面之性質。

(三)雖屬配糖体。但無溶解血液作用。

(四)李成分之小量。能使心臟搏動整規。強大。搏動數減少

近人研究

大量則能使心藏来一過性擴張期靜止但不起心藏麻痺。是等作用。大部分是因迷走神經末梢之興奮。小部分則、由心筋之自動而起。

(五)小量能致血壓上升。大量則血壓沉降。

(六)本成分能使呼吸運動浮大。呼吸減少。鎮咳作用甚顯著。小量易現溶解性祛痰作用。

(七)本成分能使胃腸子宮之運動亢進。消化液之分泌旺盛。

(八)本成分藥用量之十數倍。使動物服之。不現危險之中毒症狀。及副作用。

薄桂堂曰。觀右列之四五兩条。可知車前草之利尿。益由心藏收縮之整規擴大。及血壓上升。而六、七兩条則車前草止咳捷

附录

胃之所由来也

诗经采采芣苢。陆玑疏云芣苢一名馬舄一名当道。喜在牛迹中生故曰車前當道也。今药中車前子是也。幽州人謂之牛舌草。可鬻作茹大滑其子治婦人難產。

東坡雜記奔州云。熟地黄、麦门冬、車前子相雜。治内障眼有效。屢試信然。其法細搗罗蜜為丸。如梧子大。三药皆難搗罗和合。異常甘香真奇药也。——又曰歐陽文忠公常得暴下。國醫不能愈。夫人云。市人有此药三文一貼甚效。公曰吾輩藏腑与市面不同。不可服。夫人使以國医药雜進之。一服而愈。公召賣者。厚遺之求其方。久之方止傳但用車前子一味為末。米飲下二錢匕云此药利水道而不動氣。

水道利則清濁分。穀藏自止矣。

猴棗

產地　南洋新加坡諸海島。及西藏印度藏產者顆粒甚小而色青黑。印度產者。大如鴉卵。而色純青。惟藏產者。質地尤為堅實。其力差勝。

形狀　其形若蛋。大小不一。打破層層裹疊。中有仁極堅硬。

性味　苦寒。

效能　清熱開痰。

主治　專治小兒急驚。痰熱。痰厥。「胎癇」。兼治瘰癧。痰核。横痃。

用量　輕則一分重則二三分。

餌液不可進。即以濃煎防風湯數十斛，置床下氣。如霧薰蒸之。是夕即能言。故其有效成分。或為揮發性成分耶。

（錄自國民醫學雜誌五卷一号）

編者按補 曩閱某筆記小說，載防風能解砒毒服之大吐，砒出可不死。其作用大概本品有揮發性，有刺激胃粘膜起嘔吐作用之故。

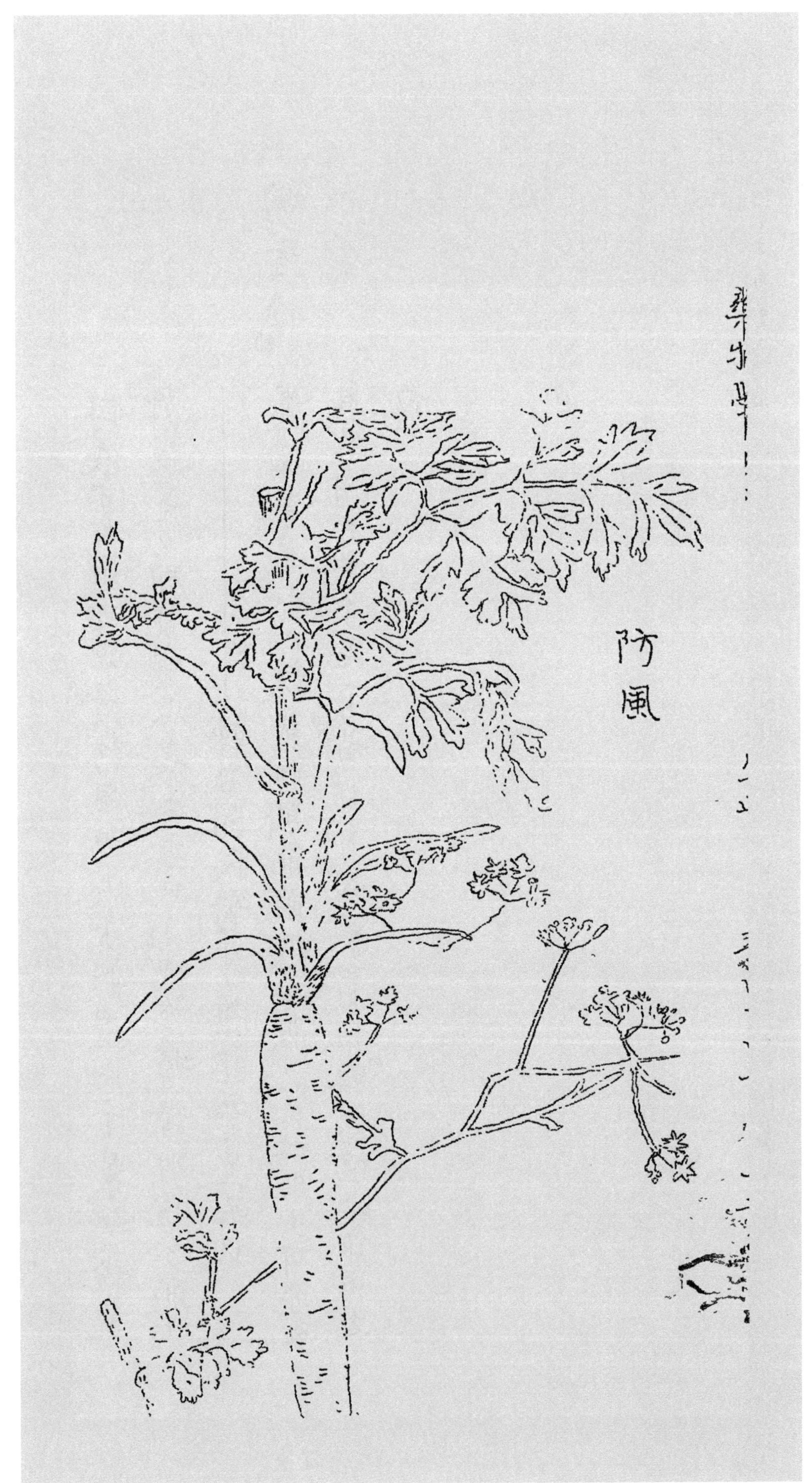
防風

党参

平補劑屬荳科以山西所産潞党最為普用性味甘平無毒含有澱粉、糖質及少量脂肪主健脾胃補虛又对淋巴系及血行系能增進新陳代謝之功用而其用為一錢半至三錢如生用或炒用有健脾胃特殊之功並可去其所含之油質也但宜於虛弱之病而忌於實熱之症

桂枝

産於四川性味辛甘温主寒上氣咳逆喉痺發散行血温经利關節補中益氣近世用為解肌藥通絡藥痰飲藥其用量為四五分至二三錢但忌於陰虛火盛

白芍

為芍藥花之根味苦酸含有澱粉鞣酸砂糖揮發油安息香酸主邪氣腹痛和血破堅積除血痺寒熱疝瘕止痛除痢專入肝經收斂肝氣治婦人血閉痘瘡故為〻科要藥近世多用為補

血藥、柔肝藥、收斂藥、定痛藥、痢之藥。其用量為一錢半至三四錢甚或至兩許。但產後禁用。

赤芍

破血、去瘀、涼血。近世多用為利小便、治溫熱淋病。但血虛者禁用。

甘草

能與百藥為伍。故又名國老。產於大同。味甘平。能解百藥之毒。主治咳嗽、痛疼、咽痛、裏急々痛、攣急、厥冷、煩躁、衝逆、諸般急迫之毒。近世用為賦形藥、補中藥、袪痰藥、調味藥、緩下藥、緩和藥。本品中含有多量之粘滑性物質。因能被護黏膜、緩和外來之刺戟作用。其用量為錢多至兩許。但脾胃虛寒而致中滿停飲者禁用。

生姜

味辛辣溫。主治傷寒頭痛鼻塞、咳逆上氣、止嘔吐。為嘔家聖藥。近世多用為散寒、溫中、止嘔。但因性味辛溫。以辛能散氣、溫能劫津。如陰虛內熱、自汗、出藏毒下血、因熱甚而嘔逆、火熱腹痛，概不可誤投。

麻黃、杏仁、葛根

麻黃出山西者佳味苦溫無毒主治中風傷寒頭背疼痛乳痰發表出汗去邪氣止咳逆上氣除寒熱破癥堅積聚痰哮久瘧等症近世多用為定喘藥發汗藥兼能利水其用量為八分至錢半但忌於表陽虛者

杏仁性味甘苦溫滑利有小毒治欬逆上氣雷鳴喉痹下氣通乳金瘡寒心奔豚喘欬去濕故近世多用為定喘化痰消腫止欬其用量為三錢至五六錢但双仁者殺人禁用虛欬便溏者及孕婦均禁用

葛根甘平無毒主治傷寒中風頭痛身大熱解肌發表出汗嘔吐療金瘡解諸毒旁治項背強急而渴發熱惡風身痛等曹拙巢先生曰葛根為太陽正藥邪陷經輸項背強痛者宜之而近世用為辛散發表藥宜透痧疹升提止瀉藥其用量為幾分至三四錢生用煨用均可但升散太過肝旺者忌用上盛下虛雖有脾胃病者亦不能服又生用則升陽生津熟用鼓舞胃氣

葛花治消渴并能醒酒

葛葉主金瘡止血

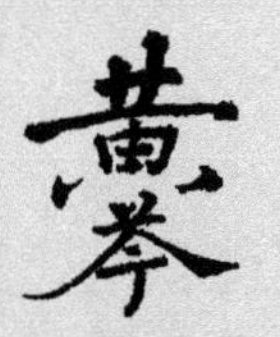

性味苦平

医学常识

《医学常识》引言

《医学常识》为华南中西医专门学校教材之一，王丽明撰述。此讲义为残本，现存24页，仅有“阴阳”“先天与后天”“营卫”“阳精与阴精”四篇内容，其中“阴阳”篇13页，“先天与后天”“营卫”“阳精与阴精”三篇合计11页。因刻印字体前后有较大差异，故推测该教材并非一次编撰刻印完成。

醫學常識講義

王麗明撰述

陰陽

陰陽二字起原在中國文化上占最先最古之地位伏羲氏畫八卦即立陰陽二性之基迨後文王周公孔子著易經更闡明陰陽二性之義至周秦時代而此說盛行所謂陰陽者其包括殊廣難以一定之界限範圍之其意義殊複雜難以一定之定義解釋之蓋陰陽者乃相對之二性也用以彷彿一切事理或性質或形狀凡事理性質形狀之相近者咸歸之如以熱為陽而火為陽南方為陽夏為陽晝為陽等是也故凡言陽陰者或據其全部份而言其性或執其一部份而指點一物一理或其理不可知而以陰陽等字代之是猶數中之以X代未知數也蓋其理甚繁而以陰陽

等字代之。是其文字之便利也。

醫學上之各種學理。毋假借也。種種學術之理論以闡明之。如微生物學。而有病原菌學、病理是也。（有物理化學、解剖學、生理學、病理學）我國周秦之際。陰陽之說盛行。醫家遂亦取用之以解釋醫理。內經周秦時書。故陰陽之文獨多。後世醫者。咸宗內經。沿襲用之。陰陽二字。遂成醫學中不可少之術語。而不習醫。不知其大概。者無從解釋矣。

凡初習醫者。每苦陰陽二字之籠統而難解。凡久習醫者。讀陰陽二字之深奧而玄妙。凡具新知識者。每譏陰陽二字為陳腐而無當。此數說者。皆似也。陰陽之原。起在太古時代。且雜以科學之定例解釋之。安得不識為陳腐而無當乎。凡不可知之理。繁複之文字。與可以陰陽代之。安得不讚為深奧而玄妙乎。籠統難解無一定定義，更不明瞭，安得不苦其籠統而難解乎？陰陽二字既籠統而廣濶，難以狹窄之定義解釋之，既深奧而玄妙，無生花之筆以宣達之，既陳腐而無當，難以科學方法全體講明之，無已，且擇內經中之可解者，條分縷別，略加整理，逐條詮釋之，諸君得此，亦可以稍明陰陽之大概，其不可解者，知之為知之，不知為不知，惇師所謂內經可取者半，聽之可也。

（一）金匱真言論曰：夫言人之陰陽，則外為陽，內為陰，言人身體之陰陽，則背為陽，腹為陰，言人身藏府中陰陽，則藏者為陰，府者為陽。

此節所言，乃以人體之各部分用陰陽二字為代名詞，而實指其所代之部位也。所謂內外者，外指人身之軀殼而言，內指體腔內之合

[illegible]學術講義　二　　[illegible]

臟器而言也。外為陽，即軀殼為陽；內為陰，即臟器為陰。所謂腹背者，乃以軀殼前後劃分為二，以背半為陽，以腹半為陰也。所謂臟府者，以臟器劃成二部，以藏為陰，以府為陽也。

又曰：肝心脾肺腎五藏皆為陰，胆胃大腸小腸膀胱三焦六府皆為陽。

此乃更申新上節之藏者為陰，府者為陽也。

又曰：背為陽，陽中之陽，心也；背為陽，陽中之陰，肺也；腹為陰，陰中之陰，腎也；腹為陰，陰中之陽，肝也；腹為陰，陰中之至陰，脾也。

此節不過從上節藏者為陰一語，而更細別其陰陽也，無甚深義。

調經論曰：邪之生也，或生於陰，或生於陽。其生於陽者，得之風雨寒暑。其生於陰者，得之飲食居處，陰陽喜怒。

此節所言之陰陽，即指內外而言也。風雨寒熱，六淫之邪，感之者表先病，病軀殼，故曰生於陽也。飲食七情之邪，得之者裏先病，病在藏府，故曰生於陰也。

以上數條，可別為一類，其意不過陰陽二字，代表身體之某一部分而已，別無深義。又有腰以上為陽，腰以下為陰，亦同此類。更推而廣之，脈以寸部為陽，而尺部為陰者，以寸主人身之上部，而尺主人身下部也。以浮為陽，而沉為陰者，以浮主表，而沉主裏也。若是者，皆可作一例看。

(二)陰陽應象大論曰：陰陽者，天地之道也，萬物之綱紀，變化之父母，生殺之本始，神明之府也。

陰陽二字如此節所言似極渺茫而不可思義實則亦甚平淡不難明瞭蓋所謂陰者每含一『質』字之意義所謂陽者每含一『力』字之意義易以陽為乾曰『乾為天』又曰『天行健君子自強不息』曰行曰健曰強曰不息其中無不寓一『力』字之意以陰為坤曰『坤為地』又曰『地勢坤君子以厚德載物』曰地曰厚德曰載物其中無不寓一『質』字之意所謂宇宙者莫不神奇也宇宙有質聚為日月星辰宇宙有力以推行此日月星辰環繞不息而日月星辰可見不可接可以觸者莫大於地故以地為陰力者虛空而不可見雖不可見但日月星辰之移動可得而見也此移動即力之表現也日月星辰俱在天故以天為陽知此則本節首句『陰陽者天地之道也』一語可以自明矣質與力宇宙則然萬物亦莫不然也吾人欲知時間必須備錶此錶即陰質也然不開其鋼條則

機輪不轉，機輪之所以能轉，因綱條中有一種力，此錶有陰陽也。更進一層譬之草木，根幹枝葉陰也，生長收藏陽也。更切一層譬之人體，五臟六府四肢百骸陰，言語動作陽也。故無論何物，皆不能越陰陽二字之範圍，而陰陽可為萬物之綱紀也。老子曰：萬物負陰而抱陽，亦即此義。無論何物，未有不具一種力而能變化者也。無論化學變化、物理變化，其變化必有一種力含其中，亦即質與力合，然後有變化發生。故陰陽二字，又為變化之根原。凡有變化者謂之生，無變化者謂之死。草木而不能生長收藏，謂之死草；人而不能言語行動，謂之死人。陰陽合則生，陰陽離則死。故本節言陰陽為生殺之本始，而生氣通天論又曰：陰陽離決，精氣乃絕也。此節在陰陽應象大論中。陰陽者，指人體之陰陽也；象者，指天象也。有其事，但不能直指其所在，不得已。

乃以陽代之，以陽為人身各機能之發源地，故曰陽化氣。左傳昭公七年曰：陽曰魂。注曰：陽，神氣也。魂與神氣，其意義較陽字為顯著矣。上古天真論曰：故能形與神俱，而盡終其天年。此神字亦陽字意也。內經此條以陰陽兩大綱應由於人身變而為形氣兩大綱，解剖學組織學者以形字包括之，生理學者以氣字包括之。

又曰：陽為氣，陰為味。

又曰：味厚者為陰，薄者為陰之陽；氣厚者為陽，薄者為陽之陰。味厚則泄，薄則通；氣薄則發泄，厚則發熱。

味者，蛋白、脂肪、碳水化物等營養素也，因其能營養人體，故謂之陰。氣也，含有香料之物品也。含有香料之物品，每能刺激神經，增加臟腑運動，故謂之陽。營養料過於濃厚，超出消化量之上，而不能消化，故味厚則泄在消化量之下。而適合于消化。故薄則通。芳香品能敕激使各機能興奮。故薄則發泄。興奮過烈。故厚則發熱。此節論食品之性質。與上文形氣之言相近。故并及之。

（三）陰陽應象大論又曰。陰勝則陽病。陽勝則陰病。陽勝則熱。陰勝則寒。

凡一切動植物之生長。具因寒熱。試視熱帶之動物植物。每較寒帶為繁盛活潑。夏季視冬季亦然。即人身体而論。凡熱病者。其机能無不亢進。是人体機能之强弱。與熱量之多寡。其關係極密切。如桴應鼓。每成為正比例。若温机能亢盛。熱量增加。但應体三十七度而有餘。故温机能不及放散。則身熱矣。故曰陽勝則熱。若体温不足。不能支特全体之三十七度。則身寒矣。故曰陰勝則寒。此節乃以寒熱分陰陽。

也。以熱為陽。而南方為陽。夏為陽。晝為陽。以寒為陰而北為陰。冬、為陰。可一理通也。陰陽二字之包括殊廣。茲取醫家最適用者。擇要臚列如左。有本文所未論及者。各隨慧心領悟可也。

陰

天 上 外 表 背 府 熱

陽

地 下 內 裏 腹 臟 寒

夏南晝明火動氣氣氣衛男

冬北夜暗水靜形血味營女

[illegible]衛脈所經

[illegible]文

日本和田啟十郎。對于陰陽二字之評論曰。陰陽二字。在医籍用之最廣。腰以上為陽。腰以下為陰。表為陽。裏為陰。男為陽。女為陰。概言之。即積極之消極之義也。同為風邪症。有發陰性狀者。有發陽性狀者。其症不同。治法亦異。

例如風邪之為陰性症狀者。悉為消極的證候。脈沈伏。悪寒。發熱。頭痛。在中心。不在外表。皮膚汚穢蒼白。氣欝懶動。好蟄居一室。宜陽性熱性奮興性陽浮性等劑振動之。

若發陽性症狀則反是。悉為積極的。脈浮大。不悪寒。而悪熱。煩渴好飲。面潮紅。肌膚清潤。頭痛在外表。精神明爽。好出遊。愛眺望風景。觀人畜活動。宜以陰性冷性鎮靜性沈降性等劑降壓之。

是故一病必異陽陰二面。對于陽性患者。誤用熱劑。温罨法艾灸等。

對於陰性患者。誤用冷劑。冰囊。冷水浴等。則病勢與治法不相應名曰逆治。逆治則生變症。或非命而死。

無論何事何物。必有偏正。正者常也。偏者變也。疾病者。正規生活之異常。正規生活為常。則異常為變也。視常形。察常脈。三年而後可以臨病者。先知其正而後能知其偏。凡偏不出二端。過與不及也。故陰陽者。乃表示其相對之二方向也。故往々相對而言。如入綱中以陰陽包括寒熱表裏虛實是也。更進一層。凡事物之可以相陰陽代入之。和田氏此論。簡切中肯。凡語陰陽。固不必涉及玄虛。俱作如是觀可也。

先天與後天、

讀者諸君。試揭中醫載籍。有一習見之名詞。先天與後天是也。如云。「先天不足」「後天失調」等類。所謂先天不足果為何者不足乎。後天失調果為何者失調乎。質言之。先天与後天。果指人体之何物乎。諒為諸君所急欲明瞭者。請言其梗概如左。

「先天即腎」命名之義。本于造端品。「人之初生先有兩腎」及內經「人始先天成精」二語。精藏於腎。言腎而精在其中矣。此為古說。按諸實際。殊不盡然。惟七尺之軀。雖為父精母卵所構成。父母之体格強。精虫與卵珠。活潑而健全則所育子女。必肥碩可愛。聰明逾恒。反之。子女必弱。更有父母罹傳染病者。子女蒙其所賜。他日必發同樣之病症。此父精母卵之強弱。影響於子女之健康也。若夫男子之睾丸與女子之卵巢。其無腺管所分泌之何耳門。一何耳門即內分泌。又名刺激素男子由睾丸之中間細胞—細精管間隙之表皮細胞樣之細胞——分泌。女子之由卵巢中之何物分泌。目下尚未確定。僅証明黄体。産卵後之濾胞變成黄色者——分泌之刺激素。与乳腺之發育。及妊娠。月經有密切之關係。此種内分泌。及發生男女第二性徵之唯（原因）。對于人体。尤為重要。如大腦之思孜。腸胃之消化。肌膚之潤澤。性慾之興奮。等生理現象。莫不受呼兒蒙納之滋養。而生固有之功能。故保精之人。恒体強而壽永。縱欲之人。輙多病而早夭。此睪丸卵巢之強弱。影響於各部分之健全。西籍中之睪丸与卵巢。中醫名之曰腎。（内經中之腎。含有二義。一為司濾尿之内腎。一為主生殖器之外腎。）腎于人身之關係。既如是其重大。爰特尊之曰「先天」

「脾即後天」。吾人生存在世間。一顰一笑。一舉手。一投足。在在消耗體身体之细胞。消耗既多。端赖補充。補充之物。厥惟飲食。然惟飲食入口。必經消化作用。變為乳糜。若脾胃薄弱。納減運遲。其人必羸弱多病。脾在全体之重要。与上述之腎不相上下。故先哲有「腎為先天之母。脾為後天之母」二語。然司消化者。不僅一脾。若口腔。若胃腸、皆負一部分之工作。何以不云口為後天。胃為後天。腸為後天。而獨稱脾為後天哉。是因中醫消化系中之脾。即西人所謂膵。膵居胃下之後方。為扁平之長腺。分泌無色透明之腋体。輸入十二指腸。能化澱粉為沙糖。蛋白質為百布頓。及使脂肪起乳化作用。其消化之效。在消化器中。無有出其右者。故舉一以概其餘耳。

營衛、

營衛果何物乎。其作用何如乎。吾人研究中國生理學。此一問題。

所當先行解決者也。

營衛之説。在古時即有二種解釋。一則以榮衛皆為氣。内經中所言營氣衛氣是也。一則以營為血。衛為氣。難經所云。心者血。肺者氣。血為營。氣為衛是也。此二説自戰國之清末。醫家並襲用之。無有異議。歐風東漸。據其實驗精神以俱來。於是學以實際為歸。醫界中之頭腦清楚者。遂覺古人營衛之解釋空疎。而别求証實之。乃有下列二家主張。

(一)謝觀君以營為動脈。衛為静脈。説見辭源乃中國醫學大辭典。

(二)壽守型君以營為紅血球。説見山西醫學雜誌第六期。

「二君之説雖皆有據。但以余所攷。則有異。於此。亦見仁見智之不同。」

營衛皆实物也。以内經徵之」。

「靈樞營氣篇營衛之道。内穀為寶。穀入於胃乃傳之肺流溢於中布散於外。」

靈樞營衛生會篇。人受氣於穀。穀入於胃。以傳於肺。五藏六腑。皆以受氣。其清者為營。濁者為衛」是營衛之成。由於食物。再以内經徵之」

靈樞營氣篇。陰陽相隨。内外相貫。如環之無端」。

靈樞衛氣篇。常營無已。終而復始。是為天地之紀」。

「是營衛成後。即行循環作用。若然。營衛之即為血液。可想而知」

靈樞營衛生會篇營衛者精氣也。血者神氣也。故血之與氣異名而同類。」

「則血与營衛異名而同類。內經已言之矣。」

「營衛皆為血乎。觀其性有精悍。

「素問痺論。營者水穀之精氣也。」衛者水穀之悍氣也。」

「質有清濁」

「靈樞營衛生會篇。清者為營濁者為衛位有脈中脈外之不同」

「靈樞營衛生會篇營在脈中衛在脈外。」

「原有中焦下焦或異」

靈樞營衛生會篇營出于中焦。衛出于下焦。

「則一為卒。一非血。固甚明也。營衛本非一物。故內經言其功用皆有分別」

素問痺論。營者水穀之精氣也。和調于五藏灑陳於六府。乃能入於脈也。故循脈上下。貫五藏六府也衛者水穀之悍氣也。其氣慓疾滑利。不能入於脈也。故循皮膚之中。分肉之間。薰於肓膜。散於胸腹。

靈樞邪客篇營氣者。泌其津液注之於脈。化以為血。以榮四末內注五藏六府以應刻數焉。衛氣者出其悍氣之慓疾而先行於分肉皮膚之間而不休者也

據此而言。則營為血。衛非血。又甚明也。

營為血可勿置論。衛旣非血果何物乎。蓋衛為防衛之義。其所以名曰衛者。蓋因其有防衛功能。亦猶血有榮養功能。而始名

為營也。人身中有所謂淋巴管者。管中充滿淋巴液。含有与白血球相同之淋巴球。凡病菌竄入体內。即行朴滅之。或於其竄入之部。化膿逐出。然則淋巴球实有具防衛功能。顧名思義。衛氣即淋巴管中之淋巴液。又何疑焉。

先以地位證之。体中除血管外。有一種細管。滿佈全身。即淋巴管。是淋巴管因所在之部分而異。其名稱。集合胸部者。諸之胸管。又謂之淋巴幹。分佈於腸之粘膜者。謂之乳糜管。《素問》言衛氣循於皮膚之中。分肉之間。熏於肓膜。散於胸腹淋巴管。因滿布於全身也。《靈樞》言衛在脈外。淋巴管固在脈外也。《靈樞·衛氣篇》言其悍氣之不循經者。為衛氣。淋巴液循行於淋巴管。固不循經脈也。此衛氣与淋巴液地位相同之点也。

次以来源証之。小腸所造成之乳糜。由乳糜管吸收之。通過腸間膜。經無數淋巴腺。漸成大管。而開口於胸管。注於靜脈。以化血焉。胸管位於中焦。小腸位下焦。故經曰。營出中焦。衛出下焦。此衛氣与淋巴液来源。相同之点也。

再以其性格證之。淋巴吸收血液之營養分。以傳於各細胞同時自各細胞中攝取老廢物返輸開於毛細管。非慓疾滑利者。不能為也。故經曰衛者水穀之悍氣也。其氣悍疾滑利。此衛氣与淋巴液性格相同之点也。

更以其本質證之。乳糜汁為血液之夾成者。淋巴液畧似血液惟闕赤血球。皆純粹之血也。經言清者為營。濁者為衛。清純粹之義。濁不能純粹之義。此衛氣与淋巴液本質相同之点也。

「由上之四点觀之則衛氣即淋巴液已彰明較著。尚何狐疑。」

乃難者曰。靈樞本藏篇云。衛氣者所以温分肉。充皮膚。肥腠理。司開闔者也。衛氣既為淋巴。何得有此功用。余曰分肉之所以温。皮膚之所充。腠理之所以肥。開闔之所以司者皆賴血液之營養。血液不直接給与營養分於各細胞。必以淋巴為之媒介為之傳導。而後各細胞始能吸營養焉。故分肉之温。皮膚之充。腠理之肥。開闔之司皆衛氣之功也。

難之者又曰。經明言衛氣不能入脈。今淋巴能入脈。則衛非淋巴可知也。余應之曰。此或者形相近。訛亦字為不字耳。即不然。所謂不能者。乃先不能入耳。經又言先行於皮膚分肉之間。曰先行。則其終入於脈也。可知。且靈樞十八以營衛生會名篇。使營衛不相會者。此篇名何自來乎。

陽精與陰精

陽精簡稱精。素問金匱真言論說「精者人之本也」靈樞本神篇說「生之本謂之精」以精為人所從來。可見精是人的種子了。精既是人的種子。他必是極細微之一点点。和植物種子一樣。前人謂「精液之中稠厚者是精稀泊者是液」這話說很對。西洋以精為精蟲。又名精子。精子的形狀。有頭有間部有尾。頭為卵圓形。間部短。尾極長。考管子內業篇說。「精也者。氣之精者也」中國古時以風和氣。当微生虫。——余另有一篇再行發表。茲以用簡者故不贅。——微生虫精虫。都是極細微的動物因為精是人從來的。所以精虫就算微細動物中。最靈

病理通论

《病理通论》引言

《病理通论》为华南中西医专门学校教材之一，杨忠信撰述。此书为残本，现存24页，仅有“绪论”及“病理原因学”篇部分内容，余皆缺失。根据绪论，完整的讲义还有“临床病理学”“病理解剖学“病理化学”“试验病理学”等内容。

病理通論

緒論……定義

楊憲信撰述

宇宙間萬有生物。悉皆具有生存競爭上必要之能力。凡對於已身有害者。或設防禦。或起抵抗。試觀吾人一身。對於害因之防禦組織及對於疾病之抵抗機能精密周到殆非近世視科學萬能者所盡能闡明。然天賦之防禦裝置。及自然之抵抗機轉。皆有制限。到一定程度後。即須藉人力為之補助。方能得顯著之效果。此醫學之所以興也。醫学之目的。在於健康。欲保全健康。防疾病於未然。及施藥石於已病。必須究明疾病為何物。欲究明疾病為何物。必先明悉人体於無病時生活之本態。夫萬象化生。殊似無可究詰。總括之。可悉納諸物質與勢力二大原則。在舊說。則以陰陽二字代表之。物質發生勢力。運動於空間。即

病理講義　一　華南中西醫學專門學校

陽生於陰也。勢力藉物質。始能成可以測計之運動。即陽附於陰也。宇宙間一切現象，皆不出乎分子運動之結果。其運動之源，即各分子之勢力，而吾人靈妙之身体機能，溯其來源，畢竟不外乎陰陽動靜。即自物質所發生之分子運動之現象云耳。人体之構造。雖錯綜複雜至於極點。要之不過自物質所成之一肉体耳。其生活現象雖靈妙幽玄。質言之亦不外乎陽生於陰即勢力之發現於物質性肉体耳。西医學說，以人体成分之原基，歸納於細胞。此即舊說所謂太極是也。人体既為細胞之合塊。生活現象既為細胞勢力之總合機轉。故吾人之身体及生活，亦不歸附於物質與勢力之原理。亦即舊說太極動則生陽。靜則生陰。陰陽變化。生生之理也。

失然須與勢力本有密切關係而不能相離此科學上之原則也可知吾人之肉体與生活亦不能相離故欲研究人類生活之本性須先明生活根源之人体的構造所以攻醫學者必先究明解剖學以為察知生活本性之基礎其次則生理學生理學之任務在究明人類共同之生活機能即所謂健康生活然物有变事有係四季遞遷不能無晝夜長短寒暑温凉之變化何况吾人複雜之肉体决非恒久不變之物加以受内外種種之原因支配变異之來豈能或免苟肉体之物質與勢力一朝变異則其生活機能不得不從而亦變此自然之理也吾人稱此生活之異常曰疾病其身体上物質與勢力之變化是曰病變疾病與病變之不能相離一若生活與身体勢力之與物質故研究疾病當溯其原來探求身体之陰陽變化以明生活所以變異之理而後疾病之本相可得而知矣病

理學之目的。不外乎是。至究其疾病之由。探其所以發現之理。察其發現後轉歸之道。蓋莫非斯學之責。故病理學為疾病之自然史。亦即醫學家之哲學也。 異功散

疾病者何。吾人生活。何故而變為疾病。欲解釋此二問題。必先明健康生活為何物。且疾病之概念定義。亦不可不知。蓋我人曰健康曰正常者。乃對於身體器官之構造如常。其生活機轉。循規則而運行。其人有快活健全感覺之狀態而言。所謂疾病即變者。乃對於身體器官。有物質及勢力變化。其生活機轉發生障碍。其人呈不快感覺之狀而言。然此區別。不過言其大概。若一一細核之。則與此不符之類。往往而有。有身體一器官之構造。雖有變化。而全身之健康生活。毫不感障礙者。例如一腎萎縮缺乏。腎臟之重複。及身體表面之小瘤等。或一時全身生活機能

異常。而不能即認為疾病者。如温浴後之皮膚充血。勞動後之一時体温亢進。及飲酒而甚酩酊狀態等。故吾人在健康与疾病間。須有區别種々狀態之必要。即不快、違和、虚弱、缺損之類。皆与疾病似是而非。蓋虚弱者乃指身体抵抗力微弱。病因易於侵犯者而言。不快違和者。乃指健康感受之減退。未能認為疾病而言。缺損者。身体一部分構造不全。又不能營其機能。但全身生活上不生障礙。唯在一定之部分發生病象。例如畸形、殘疾等是也。

要之吾人身体組織。藏器之構造。雖有變遷。全身生活機能。尚未起障礙。而在平常態度之間者。則不謂之疾病。易而言之。身体雖有病理變化。而生理機能。不与之俱發障礙者。皆非疾病。如是則組織藏器之病變。不得即視為疾病。可知矣。

疾病者健康生活之異常變化，較諸生理機轉，其根本毫無差異，惟處與時及重量三者之不同耳。今舉例說明如左。

（異處之例）當食物消化時，腸粘膜血行旺盛，血液充盈，此生理之現象也。若肋膜腦髓等處之充血，不得不認為疾病。卵巢內成熟胞破裂出血（經所謂天癸）又子宮粘膜出血（經所謂月事）皆為生体所恆有，若在他處，如肺、胃、腦髓、等之血管破裂出血時，則疾為病之現象也。

（異時之例）吾人當夜而眠，意識消失，是為生理，若在睡眠時以外，意識消失，則稱曰失神，或人事不省，即疾病也。如喜怒哀樂，有所感而發，則為自然之表情，若使泣笑無常，則為疾病之類是也。

（異量之例）常人体温。以三十七度為常。若較此昇騰持續。是曰熱。乃疾病之徵。如平人脈搏。平均一息四至（一分時間七十二至）為常。若六至以上。是為病態。又平人每日排泄之尿糞。其量大概有一定之多寡。其量若有增減較著時。則不得不認為疾病之現象矣。

由是觀之。疾病現象與生理現象之間。除處、時、量、三者外。毫無不同之點。然則疾病云者。乃因生活之必要機能。起有障礙。全身之生活現象。因而發生著明之變化之謂。與前所謂不快、違和、羸弱者。其意義價值之不同。蓋在於此。

吾人自離母體以至於終老。無時不受外界事物之支配。若空氣、日光、氣候、土壤、飲食等。稍有不合。皆能影響健康生活。此等外界事物之分量及性質。其變動固漫無限制。然吾人所以仍能維持健康生活至一定度量者，实所謂調節機能之天然妙用。何謂調節機能。即身体正氣之機轉，應外界變化，以維持健康生活者也。然調節機能之力量，有一定限度。倘外界之變化過劇，致自身正氣薄弱時，調節機能不足應付，生活狀態因而異常。是即疾病。然則疾病云者，乃吾人正氣機轉，對於外界之異常作用，不能調節時，所發生之現象，即調節作用缺乏之表示。

如上文所言，人体之原基，為細胞，身体即細胞構造，細胞以分裂而增殖。乃生命体之單位，由細胞間質互相結合而成組織，組織相集而成臟器，臟器相集而成身体。故細胞之個体，各有其獨立之生活機轉。即營養機，繁殖機是也。榮養機者，即攝取榮養物而使同化於自体，及排除老廢成分之謂。繁殖機者，細胞兩兩分裂，新生增殖之謂。動作機者。固有之作業機能也。此三種機能相合。而營身体之生活機轉。故細胞实為身体之原素。若遇外界原因。即刺激來襲之時。細胞則以生物自然之性。起而抗之（即舊說其邪氣）於是細胞之形質勢力。發生變化。其機能或減退。或亢盛（即舊說之虛其实）此即異常之生活現象。在病理學。名曰病狀。細胞之變化。曰病理變化。故疾病之本性。实乃細胞之變化。而對原因之反應機轉也。由是可知健康與疾病。在性質上所異。所異者。不外乎細胞機能之表現。在健康時為正規。在疾病時或減退。或亢進。而已。故病理之變化雖微妙錯綜。寔不出乎陰陽、虛寔、四者範圍之外也。

綜上所述。則疾病之為何物。及疾病之本性。已不難解釋。今當進而研究所以發病之原因。及其變化如何成立。更舉概畧如左。

發生疾病之原因有二。一為外因。或曰誘因。人體周圍。凡百事物。皆得為外因。以其對於人體皆有作用故也。若空氣、日光、土地、飲食等。雖為人類生活所必需。然其性質分量有變化時。則害及於生活機轉。而為誘起疾病之原因。即內經、喜、怒不節。寒暑過度。生乃不固之謂也。外界事物中。最足為病因者。莫如么微有機体之細菌原虫。即內經所謂癘毒。其蔓延無所不至。為種種傳染病之原因。一為內因。或曰素因。係身體內部具有特異。對於外因。易遭侵襲。或起於胎生原始因生殖素之變性。而身体官能異常。或以生後各種原因。身体官能發生變化之故。二者之間。頗有輕重之别。如外因雖具。而內因缺如者。不至發病。外因雖微。而內

因較重者、則易起疾病。故個人素質、有先後天、過敏、免疫、感受、等性之分也、

如上所論。各個人對於外因刺激。其抵抗力顯然有強弱之差。大抵僅有外因。不足發病。必同時有内因存在。始生疾病。即佛經所謂卒然逢疾風暴雨不病者。蓋無虛。故邪不能獨傷人。亦即佛氏所謂因緣和合。始有結果是也。偶亦有僅得外因而發生疾病者。如高度之械性。及電擊之類。無論何人何地。無倖免理。若此者非由内外二因感召。是為絕對原因。即不内外因也。

總合以上所述。研究疾病。有五種學科。兹舉於後。

一（臨床病理學）（又名病理症候學）根據臨床實驗所得身體表面之生活現象異常。所謂症狀者。如脈搏、呼吸、聲音、尿糞之

變化以及其他一切異常之現象。

二（病理原學）研究人體周圍，凡百事物性質分量有變化時，能害及於生活機轉，而為誘起疾病之原因者，如氣候、飲食、起居、細菌、原蟲等是也。

三（病理解剖學）考求身體實質變化，以闡症狀之由也。

四（病理化學）研究人體病變時，組織之化學成分，所起之化者。

五（試驗病理學）擇其人類最近之高動物，隨意使發疾病，直接檢索其發起之症狀及變化，以窮病理機轉之真相者。

據五種科目，所研究證明之事實，總括之，以證明諸般疾病之原理通則者，為病理總論。就各疾病，一一說明其原因變化者，稱曰病理各論。故病理學者，與實地醫學關係最切，所以示診斷治療上唯定之方針。是以不明斯學，不能知疾病之性質。而醫學最終之目的。所謂病療者，終不能使之完全攻醫學者。必須究病理。蓋以此也。

(1) 病理上素因與誘因。

病疾之發生。其原因有二：曰素因，曰誘因。舉凡風寒之感觸，勞疲倦之內傷。器械之戟刺。寄生体之肆虐。通称之誘因。惟所以能成病者。仍當以素因為主。係身体的內部。具有特性。对於外因。易遭侵襲。如痛風質之易患關節炎，腺病質之易患瘰癧疾。卒中質之易患腦出血。肺癆質之易患肺癆。此即所謂素因是也。

(2) 病理上免性與過敏性。

疾病出新義

人体内諸藏府器官之組織。各有太過不及之異。故对於外因之抵抗強弱。亦有分別。如甲不傷風而易於中暑。乙不中暑。而易於傷風。在此則為免病性。在彼則為過敏性。此因体質之不同也。若為分類之研究。過敏性之屬於先天者。如喫漆器則生漆瘡。食魚介則膚發癢之類。過敏性之屬於後天者。如因食椒而致喉痛。則此後忌椒。誤服必致喉痛之類。免性病之屬於先天者。如鴉之於破傷風。鼠之於白喉。人類之於牛疫豕疫等。有生以来。即不感受。免性病之屬後天者。痘、瘡、麻疹、猩紅熱、濕、溫、霍乱等。治愈之後。終身不發。或在長久之時日内。不復感染。總之。過敏性與免病性。其分別甚為顯著。然攷証其内容。惟在抗毒素抵抗分解力量之強弱而已

（舉例二）不受烟之人。（屬敏過性）吸烟少許。或飲酒少許。即起頭痛眩暈。惡心嘔吐。若酒客能容大量之酒精。有鴉片癮者。能容大量之嗎啡鴉片（此即屬免病性）

（3）病理學之種類。

攷察其致病之原因者。曰病理原因學。研究身体表面所發現之症狀。曰臨床病理。或謂之病症候學。解剖藏府器官壞之變化。曰解剖病理。攷察組織化學成分之變化者。曰化學病理。以動物試驗其病原之確定。及病狀之變化者。曰試驗病理。據上種科目。研究証明之事实。総合而統計之。列為三篇。曰病理原因學。分別內傷、外感、素因、誘因、所以發病之原則。曰病理症候學。為臨床病理之一班。論述病之通性。其中症候、診斷、治療、經過、

一九三二年 文

東南中西醫學專門學校

豫後等，推舉大要而已。以病理解剖學。包括病理組織。病理化學。及試驗病理等，詳述組織藏府器官之病變。分晰其病原來納其病變。自可得其大概矣。

（四）結論，

症治之學。以病理為基礎。以經驗為應用。不知病理。則診斷處方。形同虛設。即有偶然之經驗。不能確定正宗。此中醫之所以見絀也。空穴來風。咎由自取。鄙也無識。努力於建設之途。歷年以來。以編成者。有診斷、全体、治療、處方、藥物等科。竊以醫藥學說。無徹底之改革。即無良好之建設。病理之一科。於醫學之前途。關係至巨。中醫所固有者。惟三陰三陽之傳變。及升降浮沉而已。墨守舊說。不足應時勢之潮流。而尽、棄其學。以去人之曲。非提倡改革之道。权衡於中西新舊之間。折衷於經驗學理之至当。擇其可信者重加編訂云爾。

第二篇。 病理原因學。

疾病為生活狀態之變象。所以致之者。是曰原因。如中說之內傷外感。西說器械之戟刺及寄生體之肆虐等類。但原因必皆足致病。蓋人體內。自具有維護康健調節之機能。對於保護工作。及反射作用。稍有欠缺。即發生病症。惟是調節机之定限。又不能完全一解。決無差異。此病原所以有素因與誘因之辨也。

（1） 素因

素因即易感病症之體質。分晰而言之。有先天後天通性之三區別。禀受父母之遺傳者。為先天素因。感受於有生之後者。

為後天素因。混合於二者之間者、為通性素因。(一)先天素因。稟受父母之遺傳、如父或母為肺癆質。其生子女必多肺病。易成肺癆有梅毒者、其子女罹先天梅毒之素因、尤多發生結毒之症。他若顛癇神經衰弱等症。多有能遺傳於子女者。此謂之為先天素因。(二)後天素因。感受於有生之後。如酒客之胃病。烟体之肺病。由嗜好所造成。此亦後天素因之一。他若外界之事物。防禦失宜、則体中抵抗病原之力薄弱。因而易受外因之疾病。如多汗之人。易於傷風。性躁之人易成腦痛。此謂之後天素因(三)通性素因、混合於先天後天。二者之間。不盡屬于父母之遺傳。亦非完全由於平素之習慣。有混合之性質、故稱為通性。例如肺熱之体。易患肺炎疫。濕重之体。易患虎例拉。血熱之瘟。

精神鬱結之人。易患氣疫。津液虛弱。邪熱壅遏之症。易成白喉等類。此謂之遺性素因。

（乙）誘因

（甲）外因 疾病由外界種々之刺戟而起者。為外因。如古說所謂五運六氣。四時八風。跌打損傷。虫獸齧咬。中毒自害。傳尸鬼疰是也。新說所謂理學的刺戟。化學的刺戟。寄生物酸素入停止或減少食物缺之。職業及習慣。動作。衣食住。土地等關係是也。亦言及關於四季及氣候者。而理學的刺戟中。又別為局所組織變化物。血液變化物。侵害神經系。及心臟物。自家中毒等。寄生物中。又別為原始動物。內藏虫。節足動物細菌等。茲將兩說之各外因。更分析述之。

古說

一　五運六氣

中國昔時醫學。已分兩派。一為擁護者。謂不明五運六氣。揀適方書河濟。一為反对者。謂氣運實不足憑。夫古時立氣運之名義。以天地之運會。無從致詰。乃以天干例為五運。地支列為六氣。分別司天在泉主氣、客氣、勝氣、復氣、之異。以研究病情傳變。近代醫界。以昔日運氣。所發揮之道。為空氣中成分變化之代名詞。以此意而推闡之。則其說瞭然。無庸以攻抵前人為事矣。

二　四時八風

春溫。夏熱。長夏濕。秋涼。冬寒。為四時之變易。此指溫帶而言。若寒帶之四時。常冷。熱帶之四時皆暖。則不在此例。古醫以春傷於風。夏傷於暑。秋傷於濕。冬傷於寒。為四時所傷之病。自喻氏以長夏傷於濕。秋濕於燥。惟火字仍無着落。乃以火氣游行於間。此四時支配六氣之大概也。

靈樞載八風所傷之病。以四正四隅所發之風。以四季之時令參攷。分賊邪、虛邪、實邪、正邪、種種之名称。古人視為正所不移者。今日已無存在之餘地。又古以風為百病之長。此指空氣而言。言病菌藉空氣傳播也。風者善行而數變。此指疾病有傳染性者而言。中醫亦以風內從虫。為有微生物之表示。

三 跌打損傷

此四字範圍甚廣。因古說尚簡。實包括新說所謂。器械的刺戟。理學的刺戟。化學的刺戟。等。又中國古醫。以此須列入不內外因。不如跌打與損傷。实外因也。古醫皆以六氣為外因。故範圍不廣。

四　虫獸噬咬

如癲狗咬傷、蛇傷、蜈蚣蝎毒等傷。古書雖不言痛因。僅於驗方書中。言其病狀治法而已。然細繹之。実於外因上占一大部份之病也。新說於此數項。亦多挂漏。

五　自害中毒

中毒謂誤有毒之物。如河豚魚與荊芥同食。及柿與蟹同食等是。自害即自殺。俗所謂尋短見是也。凡自縊自服鴉片等皆屬之。然兩項尚有分界。如服食毒物。即在中毒範圍內。若自縊。則為器械的刺戟是也。又新說凡中毒議。必冠以某物字樣如鴉片中毒。水良中毒等是。似較古說為詳。

六 傳尸鬼疰

新說于寄生体一項。論細菌為疾病之原因。甚詳。然中國於類千年前。早有傳染病之論調。即傳尸鬼疰是也。其曰。以其初得半起半卧。名曰殗殜。氣急咳者。名曰肺萎。骨髓中熱。名曰骨蒸。内傳五藏。名曰伏連。同族傳染。乃至滅門。是則以傳尸為病之總名而以殗殜、骨蒸、肺痿、伏連、為其部份証候之名也。嚴用和濟生方。其論癆瘵之症曰。夫勞瘵一症。為人大患。凡受此病者。傳變不一。積年染疰。甚至滅門。大抵合而言之曰傳尸。別而言之曰骨蒸殗殜伏連尸注。於此可見中醫於數千年前。無科學器械之補助。而能結核傳染病之真諦者。詢先民之偉識也。

新說

一、酸素吸入停止減少

吾人所賴以生活者。空氣中之養氣是也。古說謂陽氣。譯西文曰養氣。譯東文曰酸素。名稱不同。譯文者不會意之故。萬物皆賴此陽氣以生。人之一呼一吸。吸收養氣。若多人雜居。窗牖閉塞之處。則養氣缺乏。乃有停止或減少之虞。妨害生理。發生呼吸困難。甚或致死。蓋安靜時呼吸運動。血液中酸素炭酸有一定容量。呼吸中樞受適宜之興奮。故無障礙。苟酸素減少。炭酸增多。呼吸中樞。著明興奮。惹起呼吸困難。興奮既久。終至疲勞。而神經麻痺。是以末期呼吸。徃々減弱。遂呈假死狀態。最後心臟運動亦停止。所謂窒息死者是也。

中西医学通论

《中西医学通论》引言

《中西医学通论》为华南中西医专门学校教材之一，王丽明编。此书为残本，仅存前10页，包含“中西医病名称之异同”的相关论述及“中西医病理学之异同”的小部分内容，余皆缺失。

中西醫學通論

吳江　王麗明述

中西医之病名稱之異同

西医有病必有一名。即一過去未經見之病。亦必盡力攷究。定以名稱。為万國所公認。如卒中、黃疸。則以主要之症狀而命名。猩紅熱、則以病狀之形似而命名。瘧疾、癆瘵。則以病之所由來而命名。肺炎、腹水。則以發病之部位與現象而命名。盲腸炎、腦出血。則以解剖所發見而命名。諸如此類。未可殫述。總之無一病無名者。至於中医則百病雖大概皆有名。而無名者間亦有之。致為西医所譏。謂「病而無名。惟發明医學最早之中国有之。所謂無名腫毒是也」云云。余竊以為不然。中医之門有無名之病。實因其病之原因尚未明瞭。致未能定名。此正古人「知之為知之不知為不知」之精神。未

中西医學通論　（一）　吳江王麗明中西医學通論

可厚非。若謂中医症名以病状為病名。如頭痛發熱腹痛等。為不允当。即西医之於病。幾於無病不炎者。亦未見其適当也。

症状

凡病必有其症状。世無無症状之疾病。如霍亂病也。因霍乱而見之暴吐暴瀉。体倦身冷。口渴尿少。腹中攣痛。則為症状。又如肺癆病也。因肺癆而起之發熱、盜汗、喀血。呼吸困難等。則為症状。舉一反三。可恍然矣。症之大别有二。曰自覺症状。曰他覺症状。自覺症状者。譬如頭痛、眼花、心悸、腰痛、飢渴等。為病人所独知。而他人不知者是也。他覺症状者。譬如脉搏、体温、舌苔等。病人不自知。而他人則知之者是也。除以上二種症状外。当有其他数種。茲姑不具焉。

診斷

診斷之於醫學。至為重要。然能診斷。乃能醫治。若為醫而不知診斷。徒以類似之藥劑。雜投並進。以圖僥倖。未有不遭失敗者也。古今名醫。其能起沉疴而肉白骨者無他。亦曰診斷精確。用藥有標準而已。吾國診法。古分四種。曰望曰聞曰問曰切。望而知之謂之神。聞而知之謂之　問而知之謂之工。切而知之謂之巧。望而知之者。望其五色以知其病也（包括舌苔等在內）。聞而知之者。聞其五音以別其病也。問而知之者。問其所欲五味。以知其病所起所在也。切脈而知之者。診其寸口。視其虛實。以知其病在何藏府也。四診之法。極為扼要。名目雖　而實則包羅萬象。研究不易。故內經曰。能合色脈。可以萬全。金匱要略曰。上工望而知之。中工聞而知之。下工脈而知之。蓋言診斷若斯之也。學者苟能研求有素。則病當無遁情。至西醫診斷。更有所謂聽診打診觸診。以及顯微鏡診斷等。借助於器械的物質的方面為多。亦足為研究之一助也。

中西醫學通論　二

豫後

豫料疾病將來之情形。曰豫後。

豫後共有三種。茲列表如下。

(1) 其疾病甚輕。或病竈不在重要之臟器。因之病情佳良。可決其必治者。則曰良豫後。

(2) 其疾病甚重。或病竈在重要之臟器。或病毒已蔓延全身。因之病勢凶惡。可決其不治者。則曰凶豫後。

(3) 其疾病在輕重疑似之間。始終不能斷定其為良為惡者。則曰疑豫後。

然豫後之良否。不可專憑症狀以為斷。往々有症狀似甚輕微。而豫後極不良者。又有症狀雖似凶險。而豫後甚良者。又不可一概論焉。

經過

病自發至愈或死。其中間經過之時日。曰經過。經過有長短久暫之別。疾病遂有急性慢性之殊。凡病在四十日以内者。謂之急性病。在四十日以外者、謂之慢性病。急性病中之傳染病。其經過大都一定不易。秩然有序可分為六期。

(一)潜伏期　自傳染之後。至發病之初。

(二)前驅期　潜伏期之後。至發見頭痛。眩暈。身痛。體倦。惡寒。食少。諸不定症状之時。(編者按在此期中医名之曰太陽症)

(三)進期　前驅期之後。至發現固有之症状。且進行不已之時屬之。

(四)極期　症状達於極度之時。

(五)退期　症状由漸減退之時。

(六)恢復期　症状消失。身体恢復之時。

中西醫學通論　三

華南中西医學

凡此皆急性病之經過也。至慢性病之經過。約可分為三期。病症最淺之時。名曰第一期。可輕可重之時。名曰第二期。病根最深之時。名曰第三期。

轉歸

定疾病之結局究歸於全治、抑不治、或死亡者。曰轉歸。

全治分為二種。一曰天愈。一曰人愈。何謂天愈。即自然痊愈。何謂人愈。即經医药治愈是也。譬如人患咳嗽。藥以止之。人患兔唇。縫以治之。医治当有對症與治根之別。何謂對症。即不問病原如何。而但頭医頭脚痛医脚是也。何謂治根。即求其原因所在而療治之。為之斬草除根。內經所謂治病必求其本是也。

不治者。謂病於某臟器某組織。永不能恢復其旧者是也。以可分為數種。

約略述之如下(一)如乳癌、如胃癌、此疾病本身之性質必不能治愈者也。(二)如肌膚出血。甚易治愈。腦髓出血。則不可為。此、病之部位使然也。(三)又如梅毒。淋濁。外似治愈。實則不然。此疾病未定之狀態。使然也。其他尚有數種。茲不具述焉。

凡人患此疾病。致全身機能。忽然中止者。謂之死亡。死亡有種種而因衰老之死亡不與焉。以其天年已盡也。

凡人之死。以其生活必須之機關停止也。機關維何。曰腦曰肺曰心。此三者有一停止作用。即大命以傾。故前人稱此三者為死門。此三者不論何種。忽起障礙。因而致死者謂之猝死。患各種慢性病。積年累月而後死者。謂之徐死。死又有真死与假死之别。真死者。全身生活機能已證明其悉行停止者也。假死者。人患氣閉大出血凍死等致全身生活機能。微弱。至不可觸知是也。(古人 食河豚死者七日後不可入殮。又如食生鴉片死者。經長時間後，往往有復甦之希望也）凡致死之原因有五。一曰心動靜止二曰氣道塞息三曰腦髓麻痹四曰失血過度五曰營養惡弱。死前之徵候有六。一曰神經機能消滅二曰筋力頹廢三曰容貌憔悴四曰呼吸衰弱。五曰心動遲微六曰體溫沉降。死後之現象有五。一曰發生屍斑二曰屍剛三曰屍冷。四曰屍體腐敗五曰角膜溷濁。所謂疾病之轉歸者如此。

以上種種。為病理學中之常識。不可不知。故略述之。以下論中西病理學之異同。

中西病理學之異同

宇宙間森羅萬象。雖若錯綜繁亂。不可紀極。然欲窮其究竟。實不能逃「因果律」之案。天下無「無因之果」。設曰有之。亦惟其因為人類所尚未發現而已、夫疾病果也。所以成疾病者則因也。閱嘗默考中西病理學。覺其[illegible]道之異同。而知其中有可以相通者。有不可以相通者。有此長而彼絀者。

有此虚而彼長者。有彼此詳略各殊者。必須合併而究討之。棄短取長。斯無悖忠於学術之旨耳。

試先論西醫病理学之長。而後友其短。方今之世界。一唯物主義之世界也。緣科学之進步。發明事業。層出不窮。新医学亦得其助力。而隨之以進步。顯微有鏡。而細菌無遁形。驗温有表。而寒熱有標準。解剖藏府。有如修理机械。外科消毒。則潰瀾可無慮。凡此諸端。皆西医之特長。而為中医所不及。宜其於治療上可奏偉大之功效矣。然而考其事实。有不盡然者。則何以故。鄙見所及。其原因有四。（一）但知注意有形之病因。而忽視無形之病因。但詳外因。而不甚知內因。（二）本上之原因。故其治法。往々施病人以硬性的凌虐。而不顧自然之療能。（三）拘於解剖。往々於純粹內科性之病無用解剖者。而亦解剖。以致不可收拾。（四）不知功能。故吾得而断言曰。西医在机械的有形的外科方面。虽有所長。而於内科之病理。实無多發明。其治效或遠不如中医也。（近世西医界有谓中医長内科之説。於其言实不足信。容後论之）

試論中医之病理学及其短長。中医因缺乏科学之助。加以古代解剖学漸次埋没。（内难経中雖時有其文。但不免有缺误）对於生理解剖。不如西医之詳明。無顯微鏡等机械之助。故不能窺見物質之病原体。然能超重於心灵的研究。更將人体生活之現象。与自然界之現象貫通而一之。实為其特長之点。（古人有言。人身一小天地。故中医之病理。處々顧及氣血。陰陽六氣。及飲食衣服起居等。通盤籌算）故其内科。实有其独到之處。計其優点。亦有四端。正与西医相反。並不避重複。更列於下。以收資对照。

（一）注重内因。

（二）治法最大之特色。則為順「自然」之療能。

（三）

病说

《病说》引言

《病说》为华南中西医专门学校教材之一，贺仲禹编。此书为残本，仅存16页，内容较杂乱，包含说病、庄子养生主篇、送杨寘序、问说、创办中华医学专门学校缘起、古唐诗等内容。

病說

螺陽　賀仲禹編

客有患醫瀕之疾者，龍子過問焉，見其兀然而坐，偃然而息，曰：餓三餔，食之盡器。龍子曰：子病乎？曰：病矣。然則子何病？曰：不甚厭疾，而[illegible]圓焉。醫者治之三月而不効，吾憂之，不知所以[illegible]吾藥以治之，則疾益以劇。龍子喟然歎曰：吁，吾乃今知子之識病也。夫子之所謂腹疾，是特飲食寒熱之為患也。而豈而食焉，而華而色焉，乃其根柢固莫之能蠹也。殄之而已，而遂廢而事，而日槁而形，焚而心，終日慱慱，若大難之將至者，是子之神先敝也，疾何與焉？夫萬物生於神，養於形，故神聚則強，神王則昌，神衰則病，神散則亡。是以

同上　一

是以嬰兒之共卧之巔崖之側而不墮者其神全也嬰兒之子遇猛虎則折三尺之箠以毆之虎猶不察何則心忘乎物則物莫之能懾也今子沫甚之病也而日以病為憂夫憂者實病之所從生也子盍朝作而手夕夜瞑而遊夕無其懷無慮以寬之乎晨霽其庶有瘳乎客曰善將從子之言三日試之其病良已

龍啟瑞字輯五號翰臣廣西臨桂人道光進士官至江西布政使

病說

[illegible]風[illegible]日未愈，僵臥繩床上，瘝然有所思。夫寒熱交作，頭重於甍，肢軟如綿者，吾身之病也；内政罷於委靡，外交陷於困難，財政則窮蹙不堪，幾於破產，干戈則頻年未已，元氣大傷，上而擁兵之軍閥，橫行無忌，中而臨民之官吏，敲吸無厭，下而兇惡之土匪，焚掠無餘，凡此者，是皆我國之大病也。身之為病，其病輕而為害尚淺；國之為病，其病重而為害實大。為害淺者，雖足惜，而不足惜；為害大者，雖欲不顧恤之，而勢有不可。蓋一國之病，有甚於一身之病也。吾思及此，吾乃不遑為吾身之病痛，而為我國之病痛矣。

我國之病，匪自今日始，而今日則為劇烈時期。彼西人目我國為東方病夫，吾人初聞之下，怒形於色，以為擬不於倫，而欺我太甚。孰知病勢纏綿之我國。今日圉奄奄一息。苟留殘喘者乎。夫病而自知其病。猶可為也。病而不自知其病。抑或諱疾忌醫。以圖苟全。不可為也。自知其病而求醫矣。然非得國手。而徒藉庸醫之技。倘或妄下辛散之劑。或濫投峻削之方。參苓桂术。藥不對症。雖亟欲為之。而仍不可為也。是故以今日我國之病之危急。萬不可無良醫焉。審其病源。或施湯液。或用針石。或投酒醪。按脈理而開良藥。庶其有瘳。否則一誤再誤。恐病之在湊理血脈腸胃者。將移而在膏肓。時則湯液無所施。針石無所用。酒醪無所投。雖有扁鵲。莫奏其技。嗚呼。一國死而四萬萬人盡死矣。言念及此。不禁汗下如雨。遍体為濕。倦極而睡。及覺。吾病已脫然若失。爰推枕而起。容慮枯坐。默念吾病雖愈。而吾國之病。當不知何日而愈。因枯毫而書此。

莊子養生主篇

吾生也有涯而知也無涯以有涯隨無涯殆已已而為知者殆而已
矣為善無近名為惡無近刑緣督以為經可以保身可
全生可以養親可以盡年庖丁為文惠君解牛手之所觸肩
之所倚足之所履膝之所踦砉然嚮然奏刀騞然莫不中音合
於桑林之舞乃中經首之會文惠君曰譆善哉技蓋至此乎
庖丁釋刀對曰臣之所好者道也進乎技矣始臣之解牛之時所見
無非牛者三年之後未嘗見全牛也方今之時臣以神遇而不以目視
官知止而神欲行依乎天理批大郤導大窾因其固然技經肯綮之未
嘗而況大軱乎良庖歲更刀割也族庖月更刀折也今臣之刀十九
年矣所解數千牛矣而刀刃若新發於硎彼節者有間而刀刃者無

厚以無厚入有間恢恢乎其於游刃必有餘地矣是以十九年而刀刃
若新發於硎雖然每至於族吾見其難為怵然為戒視為止行為
遲動刀甚微謋然已解如土委地提刀而立為之四顧為之躊躇滿志善
刀而藏之文惠君曰善哉吾聞庖丁之言得養生焉公文軒見右
師而驚曰是何人也惡乎介也天與其人與曰天也非人也天之生是
使獨也人之貌有與也以是知其天也非人也澤雉十步一啄百步一飲
不蘄畜乎樊中神雖王不善也老聃死秦失弔之三號而出弟子
曰非夫子之友邪曰然然則弔焉若此可乎曰然始也吾以為其人也而今非
也向吾入而弔焉有老者哭之如哭其子少者哭之如哭其母彼其所以
會之必有不蘄言而言不蘄哭而哭者是遁天倍情忘其所受
古者謂之遁天之刑適來夫子時也適去夫子順也安時而處順

樂不能入也，古者謂是帝之縣解，指窮於爲薪，火傳也，不知其盡也。

送楊寘序

予嘗有幽憂之疾，退而閒居，不能治也。既而學琴於友人孫道滋，受宮聲數引，久而樂之，不知其疾之在體也。夫琴之爲技小矣，及其至也，大者爲宮，細者爲羽，操絃驟作，忽然變之，急者淒然以促，緩者舒然以和，如崩崖裂石，高山出泉，而風雨夜至也；如怨夫寡婦之歎息，雌雄雍雍之相鳴也。其憂深思遠，則舜與文王、孔子之遺音也；悲愁感憤，則伯奇孤子、屈原忠臣之所歎也。喜怒哀樂，動人必深，而純古淡泊，與夫堯舜三代之言語、孔子之文章、易之憂患、詩之怨刺無以異。其能聽之以耳，應之以手，取其和者，道其湮鬱，寫其幽思，則感人之際，亦有至者焉。

予友楊君，好學有文，累以進士舉，不得志。及從廕調，爲尉於劍浦，區區

四一

區在東南數千里外。是其心固有不和平者，且少又多疾，而南方少医藥。風俗飲食異宜。以多疾之體，有不平之心，居異宜之俗，其能鬱鬱以久乎。然欲平其心以養其疾，於琴亦將有得焉。故予作琴說以贈其行，且邀道滋酌酒進琴以為別。

問說

劉開 字

君子之學必好問。問與學，相輔而行者也。非學無以致疑，非問無以廣識；好學而不勤問，非真能好學者也。理明矣，而或不達於事；識其大矣，而或不知其細，舍問，其奚決焉？賢於己者，問焉以破其疑，所謂「就有道而正」也。不如己者，問焉以求一得，所謂「以能問於不能，以多問於寡」也。等於己者，問焉以資切磋，所謂交相問難，審問而明辨之也。《書》不云乎：「好問則裕。」孟子論求放心，而并稱之曰學問之道，學即繼以問也。子思言尊德性，而歸於道問學，問且先於學也。古之人虛衷樂善，不擇事而問焉，不擇人而問焉，取其有益於身而已。是故狂夫之言，聖人擇之；芻蕘之問，先民詢之；舜以天子而詢於匹夫，以大知而察及邇言，非苟為謙，誠取善之宏也。三代而下，有學無問，朋友之交，至於勸善規過足矣，其以義利相咨訪，孜孜焉惟進修是急未之多見也；况流俗乎。是己而非人，俗之同病；学摘未達，雖以為知，理有未安，妄以臆度，如是，則終身幾無可問之事；賢於己者，忌而不願問焉，不如己者，輕之而不屑問焉，等於己者，狎之而不甘問焉，如是則天下幾無可問之人，人不足服矣，事無可疑矣，此惟師心自用耳。夫自用其小者也，自知其陋，而謹護其失，寧使学終不進，不欲虛以下人，此為害於心術者大，而蹈之者常十之八九。不然，則所問非所学焉，詢天下之異文鄙事，以快言論；甚且心之所已明者，問之人以試其能，事之至難解者，問之人以窮其短；而非是者，雖有切於身心性命之事，可以收取善益，求一屈己焉而不可得也。嗟乎！学之所以不能幾於古者，非此之由乎！且夫不好問者，由心不能虛；心之不虛，由好学之不誠也；非謂不潛心專力之故，其学非古人之学，而好非古人之好也；不能問宜也。智者千慮，必有一失，聖人所不知，未必不為愚人所知也；愚人之所能，未必非聖人之所不能也理無專在，而学無止境也。周禮外朝以詢萬民，國之政事，而問焉，是以貴可以問賤，賢可以問不肖，而老可以問幼，惟道之所成而已矣。孔文子不恥下問，夫子賢之。古人以問為美德，後之君子以問為恥，然則古人所深恥，而後世且行之，不以為恥者多矣，悲夫！

創办中華醫學專門學校緣起

賀仲禹

我國醫學，創自軒岐。本草内經，精華已具。及漢張仲景著金匱玉函，集其大成。他如越人之問難，華陀之解剖，皇氏之針灸，王氏之脈經，孫思邈之千金要方，唐王燾之外臺秘要。下逮金元之間，刘完素之玄機原病式，李東垣之蘭室秘藏，張從正之儒門事親，朱丹溪之金匱鈎元。歷代賢哲，各有發明，著書立說，僂指難數，孰謂我國医學之不如外國医学哉。然而後世學医者流，或熟讀歌訣，摘錄單方，便出而問世，或滿

二八　華南中西醫專

攏一弍医书，僅一知半解，便謂为学有心得，或耳剽目窃，摭拾陈言，便以为学有渊源，盡懸市上，比比皆是。加以政府無医药系统之機関，社会無医药研究之组織，而所謂医師者，又门分户别，各相猜忌，人自为学，家自为教，拘守旧闻，故步自封，坐令我國数千年来炳若日星之医学，幾於掃地無餘，遂使外國医学西来東漸，浸寖而代之，此固非我國医学之咎，实为我國後書学医者不知所以發揚光大而明之之咎也。同人有鑒及此，因不揣譾陋，邀集同志，起而創办斯校，蓋将举我國数千年来炳若日星之医学，保存而阐明之，切问而近思之，尤必举外國医学所独到之處，採取而共貫通之，集思而廣益之，并蓄兼搜，水乳融会，用医界之法门，作後生之圭臬。有志潛修之士，誠能進吾門而朝摩夕覽，口誦心維，功由浅以入深，学自近而及遠，則見中西畢貫，新旧咸知，拾既墜之緒餘，存精微之國粹，則我國医学之復興在旦夕間耳。尚何外國医学襲代之足懼哉。由是從而良医良相，國蒙其庥，我族強種，民受其賜，此斯同人所持之物志也。謹樹本詰標为緣起，凡我同志盍興乎來。

古唐詩

七绝句平仄

平々仄々仄平々　仄々平々仄々平　仄々平々平仄々　平々仄々仄平々

仄々平々仄々平　平々仄々仄平々　平々仄々平々仄　仄々平々仄々平

宴城東莊

宋之問

一年又過一年春　百歲曾無百歲人　能向花中幾回醉　十千沽酒莫辭貧

和前題

崔惠童

一月主人笑幾回　相逢相值且銜杯　眼看春色如流水　今日殘花昨日開

回鄉偶書　賀知章

少小離家老大回　鄉音無改鬢毛摧　兒童相見不相識　笑問客從何處來

早發白帝　李白

朝辭白帝彩雲間　千里江陵一日還　兩岸猿聲啼不住　輕舟已過萬重山

山中問答　仝上

問余何事栖碧山　笑而不答心自閒　桃花流水杳然去　別有天地非人間

與史郎中欽聽黃鶴樓上吹笛　仝上

一為遷客去長沙　西望長安不見家　黃鶴樓中吹玉笛　江城五月落梅花

春思　賈至

草色青青柳色黃　桃花歷亂李花香　東風不為吹愁去　春日偏能惹恨長

送李侍郎赴常州　仝上

雪晴雲散北風寒　楚水吳山道路難　今日送君須尽醉　明朝相憶路漫々

九月九日憶山中兄弟　王維

獨在異鄉為異客　每逢佳節倍思親　遙知兄弟登高處　徧插茱萸少一人

送元二使西安

渭城朝雨浥輕塵　客舍青々柳色新　勸君更尽一杯酒　西出陽関無故人

送　別

送君南浦淚如絲　君向東州使我悲　為報故人憔悴尽　如今不似洛陽時

絕　句　杜甫

兩箇黃鸝鳴翠柳　一行白鷺上青天　窗含西嶺千秋雪　門泊東吳萬里船

無怨軒記　李綫　字巨來

怨為七情之一，不能無；事固有宜怨者，詩曰「君子如怨，亂庶遄已」

國文　　　華南中西醫

是已。顧情之發也，中節為難，而怒為甚；血氣蔽之，克、伐、怨、欲之私乘之，如川決防，如火燎原，其為禍也烈矣。吾年逾四十，無涵養性情之學，無變化氣質之功，因怒得過，旋悔旋患，惟終於忿戾而已，因以「無怒」名軒。不必果無怒也，有怒之心，無怒之色，有怒之事，無怒之言；蓋有怒未必中節也，心藏於中，可以徐悟，色則見於面矣，事未即行，猶可中止，言則不可追矣。怒不可無，而曰「無怒」者，矯枉者必過其正，無怒猶恐其過怒也。軒當定在，吾所極止之地，即以是勝之。

第一段　怒不能無
第二段　怒不能中節
第三段　提出命名之宗旨
第四段　述怒之真相
第五段　釋無怒之義
第六段　以軒之成立所作結

医学史

《医学史》引言

《医学史》为华南中西医专门学校教材之一，编者不详。此讲义为残本，仅存4页内容。

獨能提倡風氣，崇尚實驗，實為超越環境之傑。醫林改錯一書。方論雖寡，觀察亦多失實，而其精闢之處，如論痘非胎毒，及知識發源於腦等等，當為天壤間不朽之論。惜乎曲高和寡，其學湮沒不彰。亦時勢使然歟。迨咸同間，西學輸入，醫風為之一變。故清季可名為復古時期，又可名為開新時期。總此六期而中國醫史之大概，盡之矣。嘗論中國醫學，何以自漢以後，即停止進步。此其因固由科學之不發達，及醫師之墨守陳章。而醫史缺如，實亦為其重大原因之一。數千年來歷朝醫事沿革，足以存掌故，資考證者甚多。而史之所謂，惟歷代方技傳，紀述個人之事略而已。其略具系統者，如李濂醫史，甘伯宗名醫傳。然成秉傳體，不過較方技傳為稍詳耳，不足以言有系統之醫史也。」著者伍連德先生之言曰：我國之醫學之名人

醫學史講義　三

後。其中原因雖多。而醫史缺如。亦其一也。蓋系統不可稽。斯沿革莫由參考。年湮代遠。可資科學之研究者。祇有陳陳相因各立門戶之舊籍耳。夫豈聖哲日日求新之本旨耶。云云。若是則醫史之作。誠為刻不容緩矣。

距今七八年前。丹徒陳邦賢氏。篤志功醫。毅然發奮。有中國醫學史之作。述歷朝之醫政。記歷代之名醫。及其著作。考疾病之沿革。上窮遠古。下迄近代。搜羅美富。洋洋大觀。屬稿凡八年而始成。自其書出。而後吾國始有醫史矣。顧其書刊於民國九年。迄今尚未見有類似之書出。殆所謂日月出矣。爝火難為明歟。抑亦此類材料。收集非易。非博稽載籍。實未許遽爾命筆歟。

鄙人謭陋。不足以當著作。且時間所限。亦不能博考。茲編所述略分隊書時參管見。期於說明歷代醫事沿革之大概而已

茲為清眉目起見。特更附表及說明之。

中國醫學史上之六個時期

(1)萌芽時期——約自神農

(2)發達時期——始春秋終戰國黃帝迄夏相兩朝

(3)極盛時期——自西漢迄漢之末年

(4)抱殘守缺時期——魏晉六朝及隋唐

(5)黑暗時期——「我國分立時期」肇於宋極於金元

(6)復及開新時期——前清一代

說明(一)或疑伊尹湯液經。啟仲景氏之先河。似商代不

應列入萌時期者。不知西周以前。醫药雖漸發明。而治法實甚簡陋。此可考諸歷史而知。况其時醫學者之治療成績。今多無從稽考。無徵不信故有周以前。祇能列之萌芽時期矣。

說明(三)國醫學自唐以後。遂漸退化。至於清末。晦盲否塞。達於極點。事實如此。無可諱言。考其故。實由於無比較。無競爭。故得此當然之結果。今後借助於科學。整理國粹不患無方。同時復吸收西醫之特長融合而光大之。必有新中國醫產出之日。此亦當然之結果。故吾敢正告於我同學曰。「國医前此為退化時期。自今以後將復為進化時期。惟在學者之自勉耳。

第一章　太古之醫學

第一節　醫學之鼻祖

消化生理学

《消化生理学》引言

《消化生理学》为华南中西医专门学校教材之一，黄清淞编。此讲义为残本，仅存第一节“消化液”的内容18页，涉及“消化液之普通性状及分泌”“吸收生理”“营养生理”等部分内容，余皆缺失。

消化生理學

黄清淞编

消化的目的在于使食物中複雜分子化为簡单分子不溶解者可以溶解不吸收者可以吸收以営为同化作用既吸收後或供給于体内勢力之貯蓄或应用于各器管组織之構造不吸收者則排洩之蓋食物成分与身体成分不同不能以固有機轉將異種物質變为同種物質也此機轉有二（一）為化學的（二）為器械的化學機轉原于消化液中酵素器械機轉原于口腔及消化管之器械作用

第一節 消化液 Die Verdauungssäfte.

甲 消化液之普通性狀及分泌

A 普通性狀 allgemeine Eigenschaften

消化液乃消化腺及消化管上皮產生之液体注入于消化管内者也有唾液胃液腸液膵液胆汁等其反应除胃液外餘俱为塩基性其成分为水分溶解之有

消化生理學

機鹽類少量之有機物、有機物中之消化酵素及其他賦与消化液以特異性質、者血液中無之有之亦不過極少量而已。皆因消化腺之特別分泌而生出特異分泌成分(Specifische Sekretbestandteile)如胆汁之胆汁酸及胆色素、胃液之鹽酸及pepsin等、俱係特異成分、反是其他之成分乃水及溶解于水之無機鹽類、有機物質等、血液中亦有之、曰分泌水(Sekretwasser)

b.消化酵素 Die Verdauungsfermente

消化酵素以水解作用、將營養物分為簡單分子、其中分解蛋白質酵素(Proteasen)、分解含水炭素者曰含水炭素酵素(Carbohydrasen)、分解脂肪者曰脂肪酵素(Lipasen)、蛋白質酵素在胃液中有pepsin、Lab、在膵液中有Trypsin、在腸液中有Erepsin、含水炭素酵素之分裂多糖(Polysaccharide)者有澱粉酵素(Amylasen)即Diastase、唾液中Ptyalin、膵液中Amylopsin是也。

分複糖者有麥芽臻素(Maltase)乳糖臻素(Laktase)等、現于膵液、及腸液中。脂肪臻素、發現于胃液膵液腸液、分解中性脂肪(Ester為Glycerin及脂肪酸)此等消化臻素当分泌時在腺細胞中為其前階級物(Vorstufe)無消化機能迨至經过一定之作用始變為有効体如(Propepsin Prochymosin)之變為(Pepsin及Chymosin)必須經过酸之作用(Proamylasen)必須經过塩基之作用膵液中(Lipase)必須經胆汁酸之作用是也其他又有特別能作用(Spezifische Aktivatoren)如腸粘膜中(Enterokinase)之對于(Trypsin)鈣塩之對于(Lab)是也

吸收生理 Resorption

所謂吸收器管以小腸全部為最相當故小腸粘膜之結構亦有特殊之設備如把小腸的粘膜放於顯微鏡窺之則見有無數之突起物名曰腸絨毛Darmzotten

利用此種設備而腸壁血管外腸壁面積越大吸收亦越快凡預備吸收之物必須具
有下列條件 (一)能溶解于水 (二)失其本來特性
凡蛋白類食品至亜明酸則本來之特性已失(Aminosaure亜明酸)水炭素至
葡萄糖則其本來之特性已失而脂肪則至甘油与脂肪酸止于水与塩本無特性可
言故無須消化隨時可以吸收($C_6H_{10}O_5$)水炭素→($C_6H_{12}O_6$)葡萄糖($C_3H_5(OH)_3$
甘油→($C_{18}H_{36}O_2)_3$脂肪吸收之道路亜明酸葡萄糖水塩俱入腸絨之淋巴管
經總淋巴管而入靜脈(在腦骨下靜脈)當甘油与脂肪酸入淋巴管後即仍合而為
脂肪且在小點(Emulsion)狀態因之呈乳白色腸壁淋巴管既無遇消化吸收後
即滿盛此種乳白色液体故又名乳管(Chylusgefäss)小腸以外之吸收体內各組織
均有吸收之機能惟程度高低不同耳吾人之對于酒精及塩類亦頗能吸收而大
腸之吸收亦正不可忽視也(營養灌腸即利用大腸之吸收)皮下組織及肌肉其

吸收作用大可給吾人之利用為治療上大開方便之門。對于用藥方面則皮下及肌肉之吸收較小腸更為奇妙。其優点如下

（一）收効迅速（二）分量準確（三）手續便利

如滋養料不經小腸之吸收直接注射入組織則血液中臨時製造相當之觸媒体神行左有之消化作用。第一次之臨時工作不能將注入滋養料完全消化故一部分未能消化之滋養料以不合用故仍見棄而由小便排泄于体外。

注射血清治療作用外其在体內所引起之影響正与注射蛋白相同。第一次注射而產生之消化蛋白融媒体至二星期而達極点二年後始消滅。如在此期間內再行第二次之血清注射而所用血清却与前次同其特性則引起發生中毒現象曰過敏反應（Anaphylaxis）。蛋白消化之程序須經過無數有毒階級以至于無毒無特性之亞明酸。在腸消化時非至亞明酸不吸收致永無

第七三星期　三

患之患而在血液補行此類毒質已無從避免惟以觸媒体係臨時製造之故毒質之產生甚緩得以隨排洩不能侭之滯留体中因之亦無中毒之現象至于第二次之血生注射則吾人体內血液中之觸媒体早已成就其消化工作進行甚速故無毒質之產生亦甚速排洩不及而中毒現象立至

过敏反應既由組織吸收未經消化之蛋白而起則第一次血清注射之量越少越妙但同時不可損失其治療作用故目前趋向皆欢迎高價血清如欲注射血清者（在嫌疑期內則以少量試之（以〇〇）二十時後無現象發生始可注射全量如遇有反應者時則反應退後仍可繼續注射不慮过敏再發生焉

營養生理（一名新陳代謝又名物質交换）

凡屬生物皆有消耗故必須有相当之補充苟無補充則由消耗而漸

趋于死亡

消化之物質即吾人所須補充之物質其種類即分五種材料

有机(一)蛋白質(二)水炭素(三)脂肪　無机(四)水(五)塩

消耗之目的不外取用有机品内之能力供吾人維持体温及養生運動

其原理即物理学之能力交換是也在物理学上將能力分為潛力及動力二

種能力互相交換無從自生亦無從自滅(能力不滅定例)在細小之分子亦

適用此定例所謂潛力即化学愛力所謂動力即热力是也吾人吸收有机品

即吸收其潛力此即動力之原消耗之所由發生者也

至于無机品已無潛力可言故不能給吾人以能力但所謂消耗不僅限于能

力体内細胞日有死亡之此為物質上之消耗亦須補充者也而製造新細胞即

所有五種材料缺一不可故總而言之營養之目的不外二種

（一）能力交換　（二）物質交換

在能力交換只限于有机品在物質交換有机及无机缺一不可

營養狀態之測定

吾人一生对于營養狀態可分三期自成胎至成人俱為積極營養期中年為均重營養期老年為消極營養期測定之法最簡單者惟磅但一日以内体重之变更甚易故比重之標準以一星期或一个月為佳測定法之最複雜者為測定吸收之原素及排泄之原素其普通々用者為能力之測定

營養狀態之能力測定法

三種有机体（蛋白、脂肪、水炭素）所含之潛力吾人无從測量須化之為動力始可測定化動力之法不外燃燒燃燒則得熱熱則動力故測定热量即测定動力也于是吾人须先定一热量单位 Warme Linheit 名曰卡路里 Calorie 一大的 Cal 等于一千 c.c. 之水自摄氏零度增高一度利用热量表 Calorie Metre 即可测定有机品所含之热量试以一g.之蛋白入表内燃之其结果则得热量4 Cal. 以水炭素入表燃之亦可得斗4 Cal. 之热量以1g.脂肪入表燃之则得9 Cal.之热量故利用热量表亦可测定吾人在指定時間内体温之損失(則動力之消耗)試以九十斤体重一人置于表内一小時則热量之損失为一百Cal.故二十四小時内热量之損失为2400 Cal.但此为一種動力之損失(热之損失)若加以机械工作(测肌肉運動)則動之損失可增至二三倍

(牛肉400g.) 蛋白(1g.=4 Cal.) 80g.
(米 450g.) 水炭素(1g.=4 Cal.) 300g.
(猪油100g.) 脂肪(1g.=9 Cal.) 100g.
} 2420 Cal.

完備之菓單除供給及格之能力外還須吾人以製造細胞之材料則兩種無机品（鹽水）亦為菓單中必不可少之物而水之供給頗易鹽為各種食品中之固定成分尤以植物類食品所含最多無須外求故照前之菓單再加蔬菜一道飲水一盃即為完備之菓單至於所謂生活素Vitamin現已發明五種之多俱散處于植物類及動物類乳類之食品中其作用為維持營養之普通工作無能力供給亦無甚材料供給因吾人所須生活素之量至微而又不可測斷多時也

Hunger 飢

飢而不食每日動力之損失不因之而減少供給此動力維持吾人本身素有之有机品是賴其消耗之次序如下

（一）皮下脂肪（肥者能久餓）（二）腺体（脾肝）（三）肌肉

惟心臟与脑不受影響直其餘各器官消耗已極則動力之供給竆而心臟停止工作名曰餓死 Inanitionstod 体内有机品之消耗除維持体温外实維持心臟之工作名曰人之自食 Selbst-gehrung 餓之期間以四星期為限(但須有水若无水一星期已足致死)

營養上之有机品代替問題

若于上次之菜单中将有机品減去一項,假定減去水炭素,則为多服蛋白或脂肪以代替之

80g.蛋白 } 280g.=1120 Cal.

300g.水炭素

100g.脂肪 } 150g.=$\frac{1350}{2470}$ Cal.

代替物必須同价 Äquivalent 即与所減去之有机品有相当能力之謂

根據能力比較

1g.蛋白 = 4 Cal
1g.糖 = 4 Cal
1g.脂肪 = 9 Cal } 謂之能力比較

則知水炭素可以一代一而蛋白、或水炭素、代脂肪作加倍不以脂肪代蛋白然則可以半、代之惟蛋白不能完全由水炭素、或脂肪代替之蓋能力方面雖有代替之可能而物質、方面實無從補充淡素(之)之缺乏因之新細胞之產生大受限制而呈營養上之病理變化焉

既知蛋白為必須品必知單服水炭素、或單服脂肪雖取量至多其無益于營養明矣然則單服蛋白其結果如何照能力計算則九十斤体重之人須食六磅牛肉之多方能維持其体溫此為吾人消化器官工作能

力所不及，其結果必致引起貧血而使營養處乎消極。故單面營養 Einseitige Ernährung 為不及格營養，與餓之區別僅時間之長短耳（惟肉食動物 Fleisch-Fresser 如虎狼狗貓等可單賴肉以維持其營養，而人即雜食動物 Allesfresser，非有植物食品不可）。

致瘦法 Entfettung?

不外減少材料之輸入與增加能力之損失，使營養至消極地位。輸入材料之減少須逐漸，而務令吾人不覺有飢餓之困感，行之已久，體重自減。能力損失之增加以肌肉運動為最致用，持久尚其平素之食量已足致瘦。藥物方面有甲狀腺碘素 Thyreoidin [illegible] 能增加脂肪之燃燒，久服亦可致瘦。

吾人體內脂肪為保存體溫工具之一，故致瘦之程度不能過分，否則漸入病理狀態，非致瘦之本意也。至于何時須用致瘦法，以肥胖過度行動不便時[illegible]。

華南中西醫專

不便甚至以内臟脂肪太多妨碍器官工作（心）方为致瘦充分之理由若以瘦为美观殊不足取

致肥法 Naifung

不外增加材料之输入减少能力之损失无论吾人所加之材料为蛋白水炭素脂肪等其积留于体内而成肥之现象共殊为脂肪盖水炭素可以变脂肪而多服蛋白则蛋白代脂肪燃烧而节脂肪则保留惟肉食动物能积蛋白致肥人则于久病消瘦后童时孕时亦多积蛋白然此皆生理上之所有情形非致肥之道也

无机品（即水盐）在营养上之价值

供给能力均赖有机品而制造细胞非兼用无机品不可除制造细胞外水与盐尚有其他重要用处吾人试思滋养料之吸收非融化于水不可

廢物之排洩亦作融化于水方可故無水則吸收與排洩皆停而物質之交換亦止生命遂終至于益於維持滲透壓之故為水之永久伴侶水中無鹽其滲透壓力則不與細胞相等而細胞遂有破壞之虞

體溫（Tierische Wärme）

體溫即能力交換之結果有機品中所含之潛力利用由肺吸入之養氣經過燃燒所得之結果也

以體溫之不同分為熱血動物（Wärme-blüter；Wärme Tiere）與冷血動物（Kalt-blüter，Poikilotherme Tiere）所謂熱血動物乃有固定之體溫者所謂冷血動物乃無固定之體溫者

人體之體溫固定於37°C但此亦約平均之概言試以寒暑表就口腔量之則確為37°C如就肛門量之則為37.2°C就腋窩量之則約36.8°C而內臟

第一二三頁　八　匯中西醫學

之溫度高低亦不一致以肝為最熱肝靜脈內之血幾及40°C故吾人如須逐日檢驗体溫必認定測量之處方有比較之價值

附註：各溫度相同之理由視其地位及工作分別地位與空氣接近者易傳送体溫于空氣故溫度必較低如皮膚之溫度為体上之溫最低者而肺之溫度為臟腑之最低者肝之位置最為隱伏其溫度最不易損失而其工作為腺体中最煩者故流过肝之血即肝靜脈之血其溫度為最高作比較上之体溫測量除認定測量地点外还須認定時間及認定身体所處之狀態蓋廿四小時內吾人之体溫已升降二次矣晨六時起逐漸增高至晚六時而止由此降逐漸減低至翌晨六時止而于運動及進食後体溫亦略為增高故体溫之測量以未進食前及休息時為宜

40°C……104°F

体温之维持

吾人之环境其于冷之候时具以物理原理言之则冷时体温之损失必多热时体之温度损失必少而欲维持固定之体温则冷时必须加燃烧以补充其损失热时当减少燃烧不令体温之增高也此名化学之维持法Chemische [illegible]而令时令季与又何所谓物理之维持法Physikalische Regulierung此则利用物理原理以减少增加体温之损失其详情分别言之

(一)減少体温損失(冷時用之)皮膚血管收縮呼吸減少体態之瑟縮毛之直豎衣服之被体鵝皮 Cutis anserina

(二)增加体温損失(熱時用之)皮膚血管放大呼吸增加脈搏增加(出汗)動)伸肢体減衣服

此二種体温維持法永相合作故于冷時燃燒即增加而同時体温損失亦減少于熱時燃燒既減少而体温損失又增加然合作亦有斷限假定空氣温度至攝氏十度以上則燃燒既減丟可減如空氣温度継續增高則維持固定之体温僅賴增加体温損失一法体温之損失根據物理原理不外傳導蒸發傳導必須皮膚與空氣之温度有顯明之相差方有效若空氣温度至攝氏卅六度則傳導亦失其作用此时單靠蒸發以維固定之体温所以此時汗腺分泌汗水取去吾人体温以共用化氣